W0200635

Biller-Nagel / Schäfer

Gesund essen bei Morbus Crohn & Colitis ulcerosa

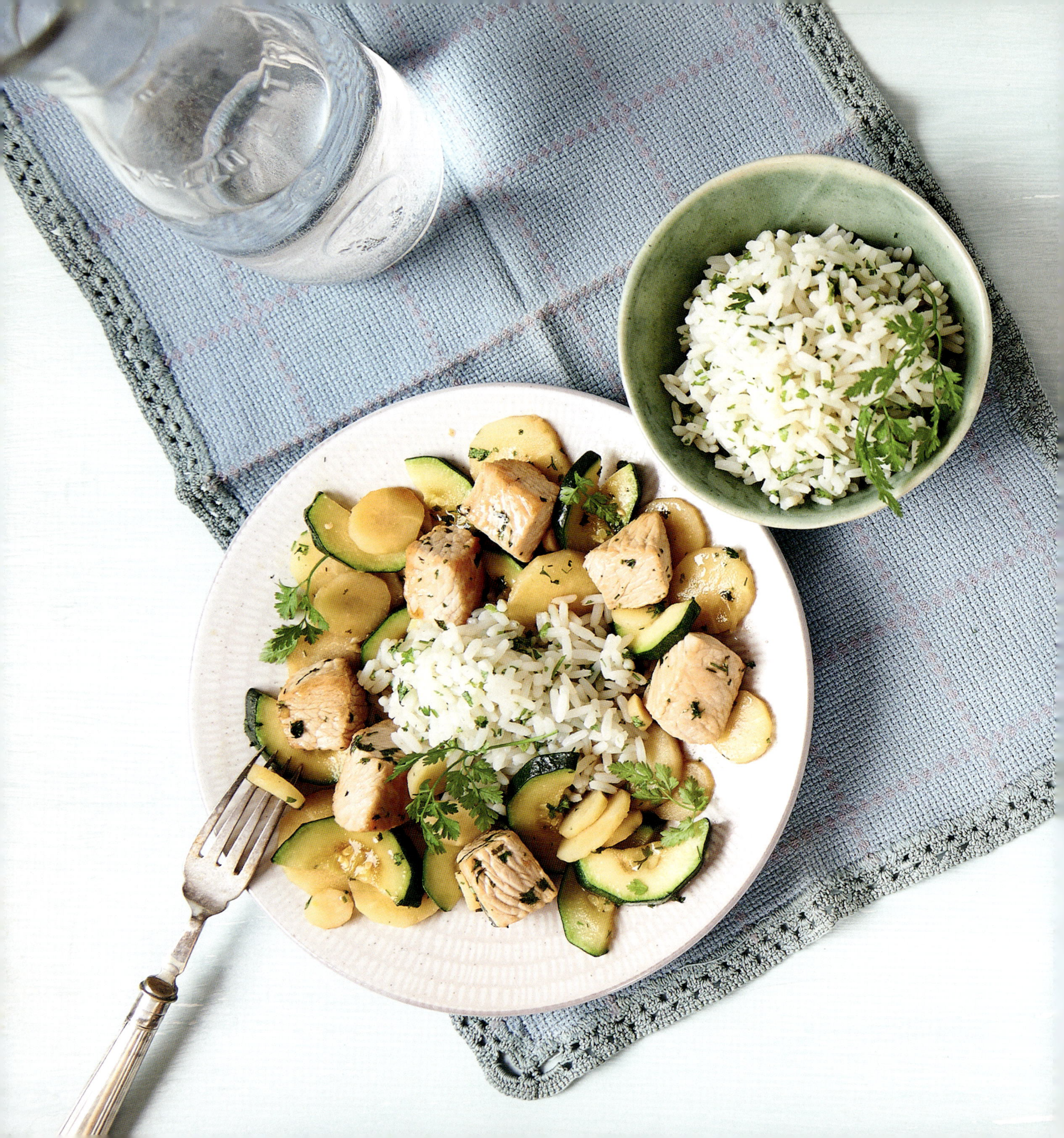

Gudrun Biller-Nagel
Christiane Schäfer

Gesund essen bei Morbus Crohn & Colitis ulcerosa

Über 100 Rezepte bei chronisch-entzündlichen Darmerkrankungen (CED)

TRIAS

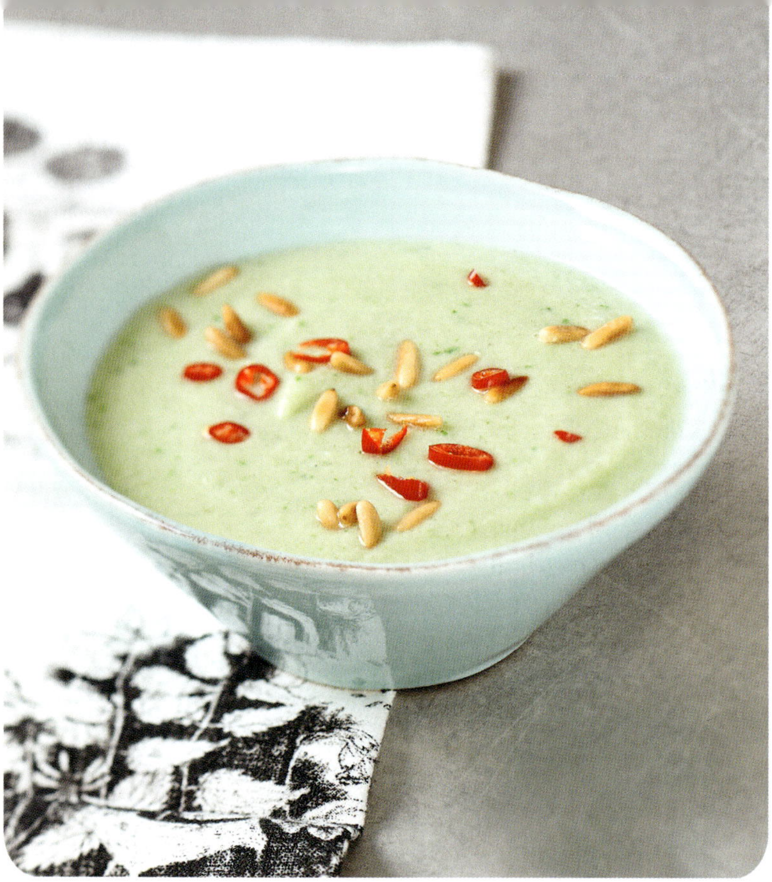

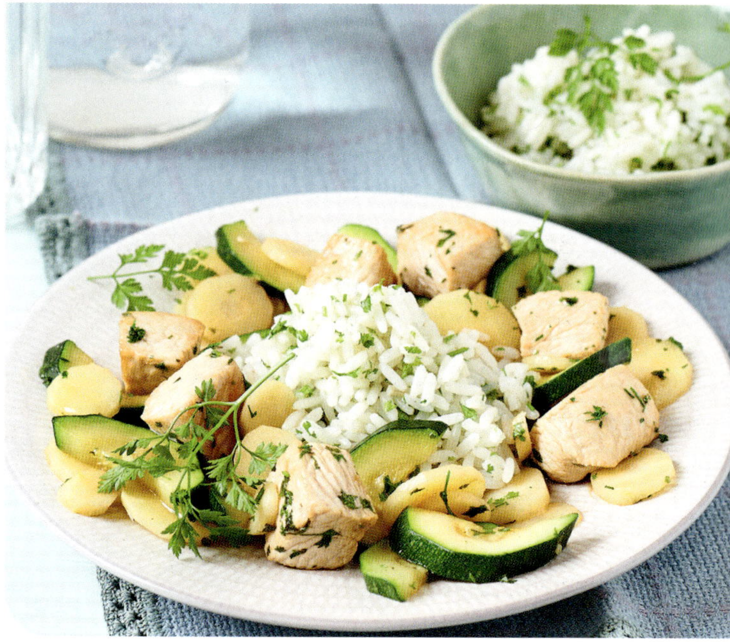

Chronisch-entzündliche Darmerkrankungen, was ist das?

Richtig essen bei chronisch-entzündlichen Darmerkrankungen

Rezepte – reichhaltig kochen

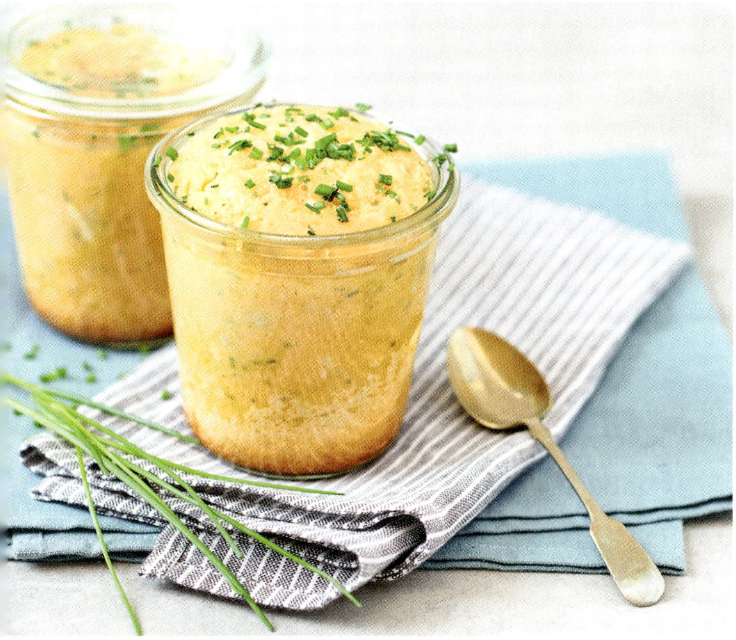

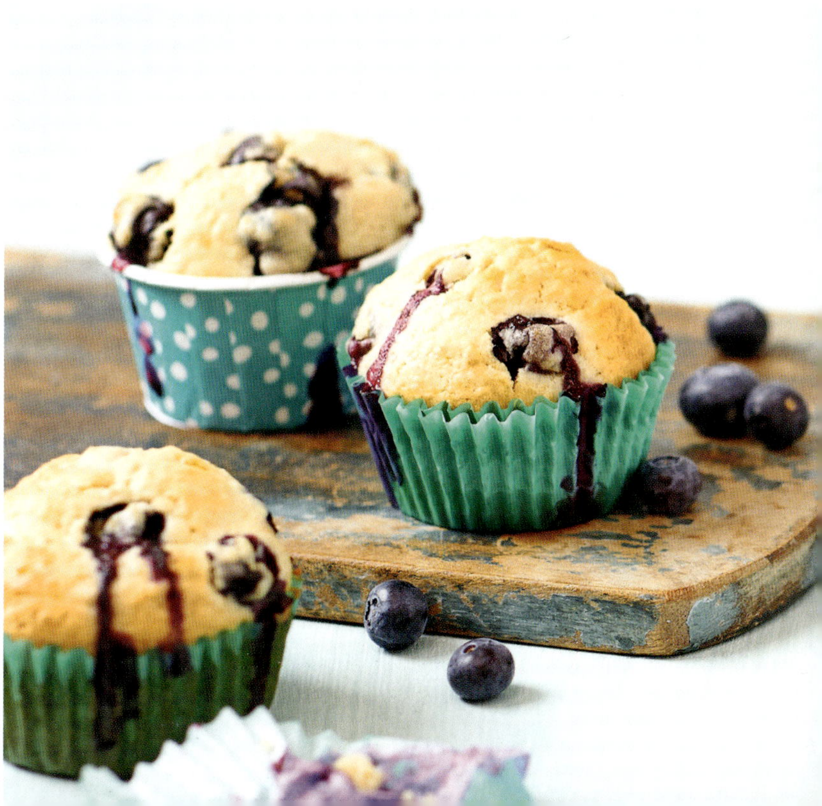

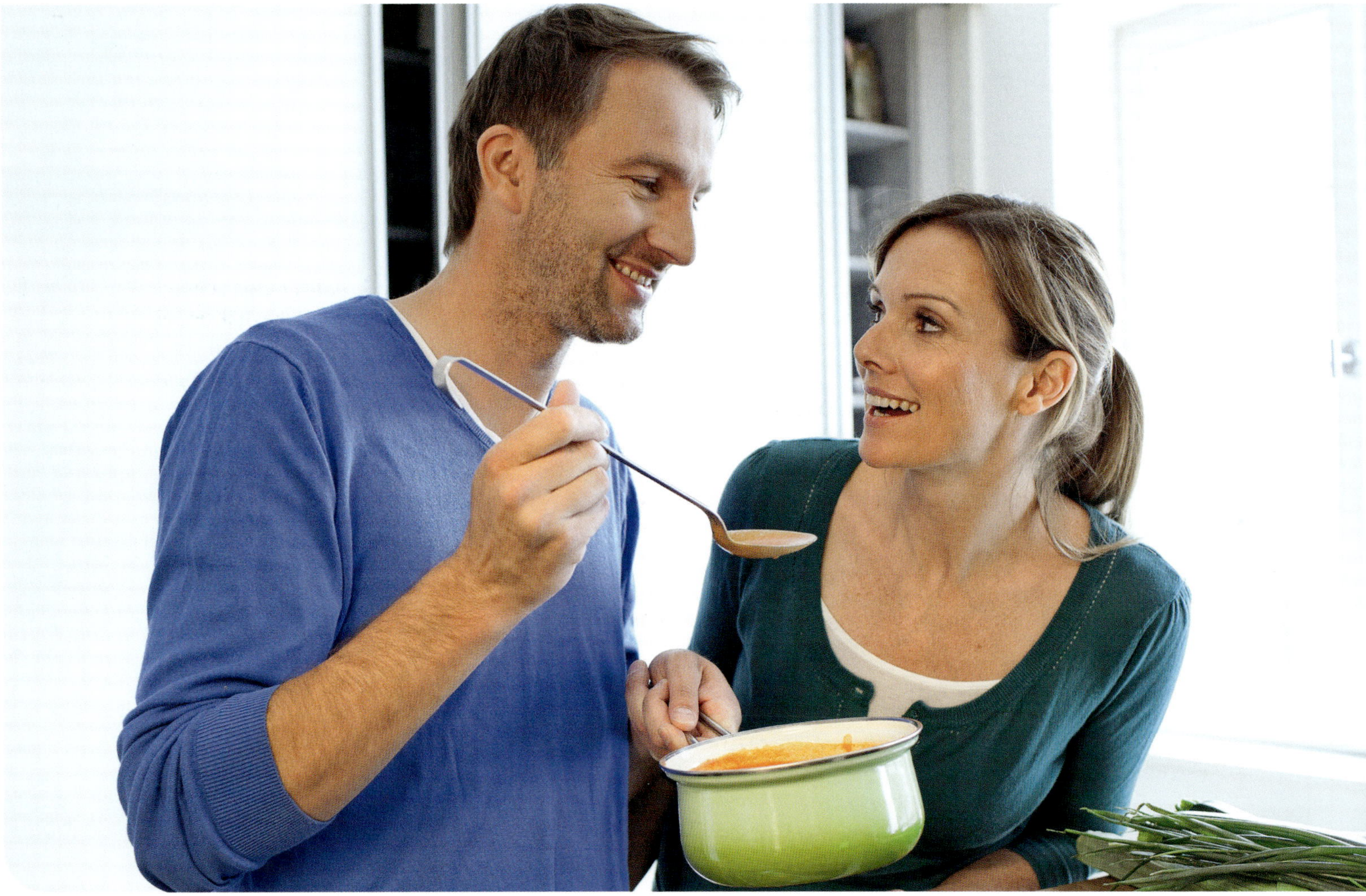

Liebe Leserinnen, liebe Leser!

»Sie müssen selber herausfinden, was Sie vertragen und was nicht.« Diese Antwort hören sehr viele Patienten mit chronisch-entzündlichen Darmerkrankungen auf die Frage, welche Diät sie bei ihrer Erkrankung einhalten sollten. Dabei lässt sich gerade während des akuten Schubs und erst recht während der Heilungsphase feststellen, ob und in welcher Hinsicht sich das Leistungsprofil des Darms verändert hat. Dies herauszufinden und zu behandeln ist die wichtige Aufgabe der Ernährungstherapie.

Während die eigentliche Diagnose der chronisch-entzündlichen Darmerkrankung durch den Arzt erfolgt, ist es Aufgabe der Ernährungstherapeuten herauszufinden, ob unabhängig von der akuten Erkrankung oder in der Folge der chronisch-entzündlichen Darmerkrankung Funktionsstörungen, wie eine Laktoseintoleranz, zu den Symptomen beitragen oder nicht. Nur so kann gewährleistet werden, dass auch der kranke Organismus mit ausreichend Kalorien und Nährstoffen versorgt wird.

Gastroenterologen, die seit einigen Jahren mit innovativen Medikamenten auch komplizierte Verläufe chronisch-entzündlicher Darmerkrankungen effektiv behandeln können, werden nur dann nachhaltig erfolgreich sein, wenn eine Zusammenarbeit mit Fachleuten für Ernährungswissenschaft gewährleistet ist. Deshalb ist dieses Buch, in dem die Probleme chronisch-entzündlicher Darmerkrankungen beschrieben werden, so unentbehrlich, da die den meisten Patienten gut bekannten Symptome, Probleme und Beschwernisse aus einer anderen, aber ebenso wichtigen Perspektive dargestellt werden, die Sie als Betroffener oder Betroffene sehr viel nachhaltiger auch selbst mitbeeinflussen können.

Der besondere Wert dieses Buches liegt aber auch darin, dass Praxis und Theorie der Ernährungslehre chronisch-entzündlicher Darmerkrankungen von Experten beschrieben werden, die sich über Jahre tagtäglich in der Klinik und in der Ambulanz mit eben diesen Problemen von Betroffenen auseinandergesetzt haben.

Prof. Dr. med. Andreas Raedler, Internist und Gastroenterologe

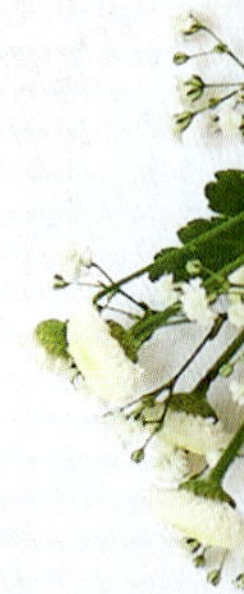

Mein perfektes Dinner

Vorspeise

Süßkartoffelflosse

Für 3–4 Personen • 10 Min. + 10 Min. Kochzeit

300 g Süßkartoffeln • 1–2 Mozzarella • 1 Avocado • 1 Pfirsich • Salz • Pfeffer, frisch gemahlen • 1 EL Olivenöl • 2 TL Balsamico-Crema • 8 Basilikumblätter

- Süßkartoffel schälen, in ca. 1 cm dicke, runde Scheiben schneiden und ca. 10 Min. kochen. Wasser abgießen und Kartoffelscheiben auf einem Teller anrichten.

- Mit Mozzarella-, Avocado- und Pfirsichscheiben belegen, salzen, pfeffern und mit Olivenöl beträufeln. Mit Basilikum garnieren und mit Balsamico-Crema verzieren.

Phase 2 Akuter Schub	Phase 3 Auskl. Schub	Phase 4 Remission

Hauptspeise

Schafskäse-Zucchini-Tarte

Für 4–6 Personen • 20 Min. + 1 Std. 30 Min. Backzeit

1200 g Zucchini • 3 EL Mehl • 2 Yufka-Teigblätter (türkischer Lebensmittelhandel) • 300 g Feta • Pfeffer, frisch gemahlen • Salz • 1 Msp. Kurkuma • 1 TL Thymian • 1 TL Oregano (gerebelt) • 8 EL Olivenöl • 2 Eier • 2 EL Sesamsamen oder Tahinpaste

- Den Backofen auf 180 Grad vorheizen. Zucchini in gleichmäßige nicht zu dünne Scheiben schneiden und in Mehl wenden. Die Teigblätter halbieren, über Kreuz in die eingeölte Form legen, dabei die Ränder überhängen lassen.

- Die Hälfte der Zucchinischeiben dachziegelartig in die Form geben, krümelig den Käse darüber verteilen und würzen. Die Kräuter darüberstreuen und mit den restlichen Zucchini bedecken. Die Teigränder umklappen und die Tarte zusammen mit den Teighälften verschließen. Dabei die überhängenden Teigteile unter die Tarte schieben. Die Tarte in Quadrate von 8 × 8 cm schneiden.

- Olivenöl, Eier und 4 EL Wasser verquirlen und damit die Tarte bestreichen. Mit Sesam bestreuen. Auf der unteren Schiebeleiste 80–90 Min. backen.

Phase 2 Akuter Schub	Phase 3 Auskl. Schub	Phase 4 Remission

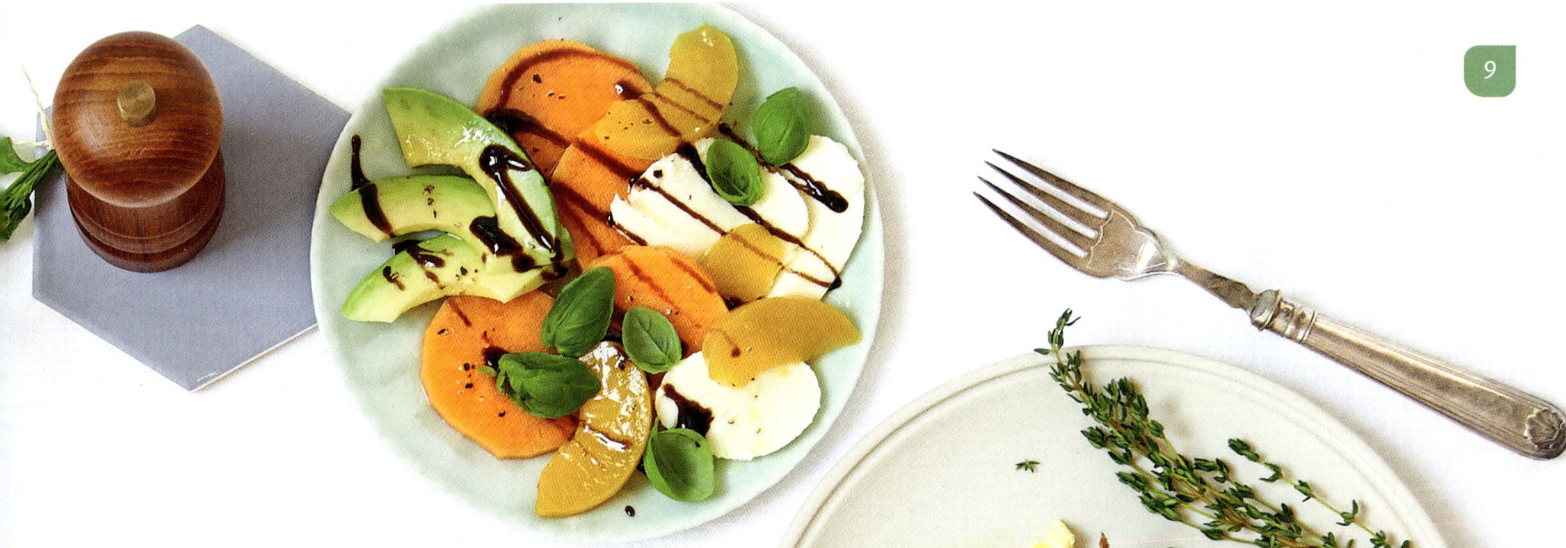

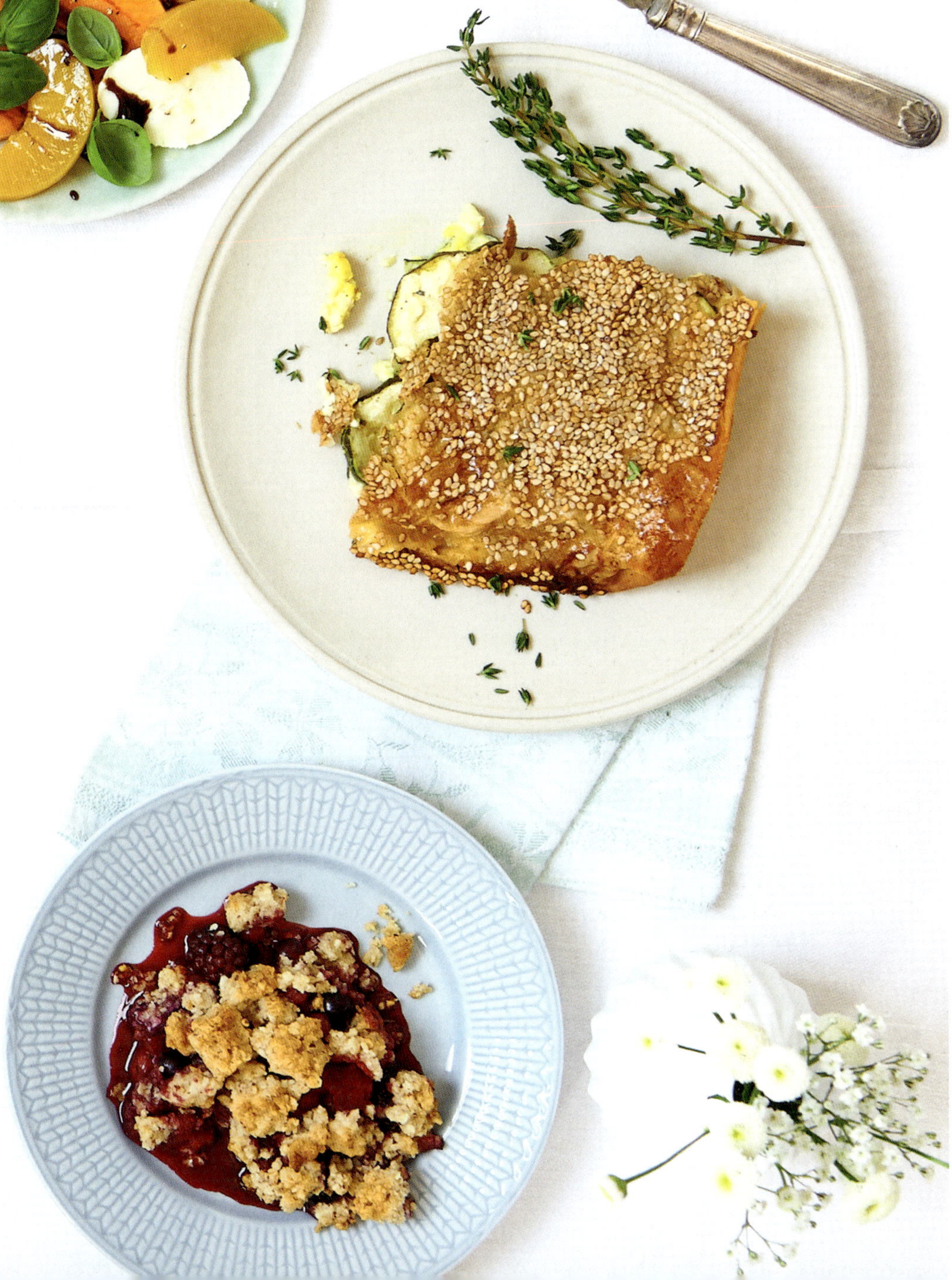

Dessert

Haferflocken-Beeren-Crumble

Für 3–4 Personen • 20 Min.
+ 25 Min. Backzeit

400 g gemischte Beeren (auch tiefgekühlt) • 2 TL Honig • 1½ TL Zimt • 60 g Haferflocken • 60 g Dinkelvollkornmehl • 40 g gemahlene Mandeln • 40 g Butter • 40 g brauner Zucker • 40 g Rapsöl

- Den Backofen auf 200 Grad vorheizen. Beeren in eine mittelgroße Auflaufform geben, mit Honig beträufeln und mit wenig Zimt bestäuben.

- Haferflocken, Mehl, Mandeln, Butter, Rapsöl, Zucker und restlichen Zimt in einer Schüssel mischen, mit den Fingern zu Streuseln verarbeiten, über das Obst geben, leicht andrücken und 25 Min. backen.

Phase 2 Akuter Schub	Phase 3 Auskl. Schub	Phase 4 Remission
rot	grün	grün

Chronisch-entzündliche Darmerkrankungen, was ist das?

Die meisten Menschen kennen Beschwerden wie Blähungen, Bauchschmerzen oder Durchfall. Sie gehen normalerweise schnell vorüber; meist lassen sich auch einfache Erklärungen für die Beschwerden finden. Halten die Beschwerden aber über längere Zeit an und treten noch andere Symptome wie Blut im Stuhl oder Gewichtsverlust hinzu, so ist eine diagnostische Abklärung dringend notwendig. Bei lang anhaltenden Darmbeschwerden kann fast immer über eine Darmspiegelung und eine Entnahme von kleinen Schleimhautproben die Ursache für die Beschwerden gefunden werden – in diesem Fall: Morbus Crohn oder Colitis ulcerosa. Beide Krankheiten werden unter dem Begriff chronisch-entzündliche Darmerkrankungen zusammengefasst.

Wenn es bei Ihnen auch so oder ähnlich verlaufen ist, dann waren Sie vermutlich zunächst sehr verunsichert, vielleicht auch verängstigt, als Sie die Diagnose »chronisch-entzündliche Darmerkrankung« erhalten haben. Mit einem unguten Grundgefühl sucht man sich weitere Informationen. Und – als sei es unsere menschliche Natur – filtert man ängstlich und einseitig nur die unguten Anteile der Informationen heraus. Dieses Vorgehen ist nur allzu verständlich, denn das Ganze will erst einmal »verdaut« werden.

Sie sollen wissen, dass es gut ist, wenn Symptome und Beschwerden eine medizinische Begründung finden und eine entsprechende und gezielte Behandlung starten kann. Im Beruf, in der Familie und im Alltag bedarf alles eines guten Managements. Das ist hier genauso. Durch die Umstellung der Ernährung auf die besonderen Bedürfnisse Ihres Körpers können Sie einen wichtigen Beitrag leisten.

Morbus Crohn und Colitis ulcerosa

Charakteristisch für die chronisch-entzündlichen Darmerkrankungen (CED) sind akute Entzündungsschübe des Verdauungstrakts im Wechsel mit beschwerdearmen bis völlig beschwerdefreien Zeiten (sogenannten Remissionsphasen). Die unter der Bezeichnung chronisch-entzündliche Darmerkrankungen zusammengefassten Krankheitsbilder Morbus Crohn und Colitis ulcerosa unterscheiden sich durch die Lokalisation und Ausdehnung der Entzündung sowie durch das entzündliche Erscheinungsbild. Während bei Morbus Crohn (MC) alle Abschnitte des Verdauungstrakts vom Mund bis zum After entzündet sein können, ist bei der Colitis ulcerosa (CU) die Erkrankung ausschließlich im Dickdarm lokalisiert.

Zudem können die Entzündungsherde bei Morbus Crohn an verschiedenen Stellen gleichzeitig auftreten, das heißt, zwischen einzelnen Entzündungsflächen liegen intakte, gesunde Schleimhautbereiche. Bei Colitis ulcerosa hingegen ist die Entzündung auf ein Gebiet begrenzt. Sehr häufig ist der Enddarm betroffen, wobei eine Ausbreitung aufwärts grundsätzlich möglich ist und der ganze Dickdarm erkrankt sein kann. Die Schleimhaut ist bei Colitis ulcerosa an der Oberfläche geschwürig entzündet. Diese geschwürigen Veränderungen werden als Ulcera bezeichnet, wovon sich auch die Bezeichnung des Krankheitsbildes ableitet. Bei Morbus Crohn ist die Entzündung nicht oberflächlich, sondern kann bis in tiefere Darmwandabschnitte

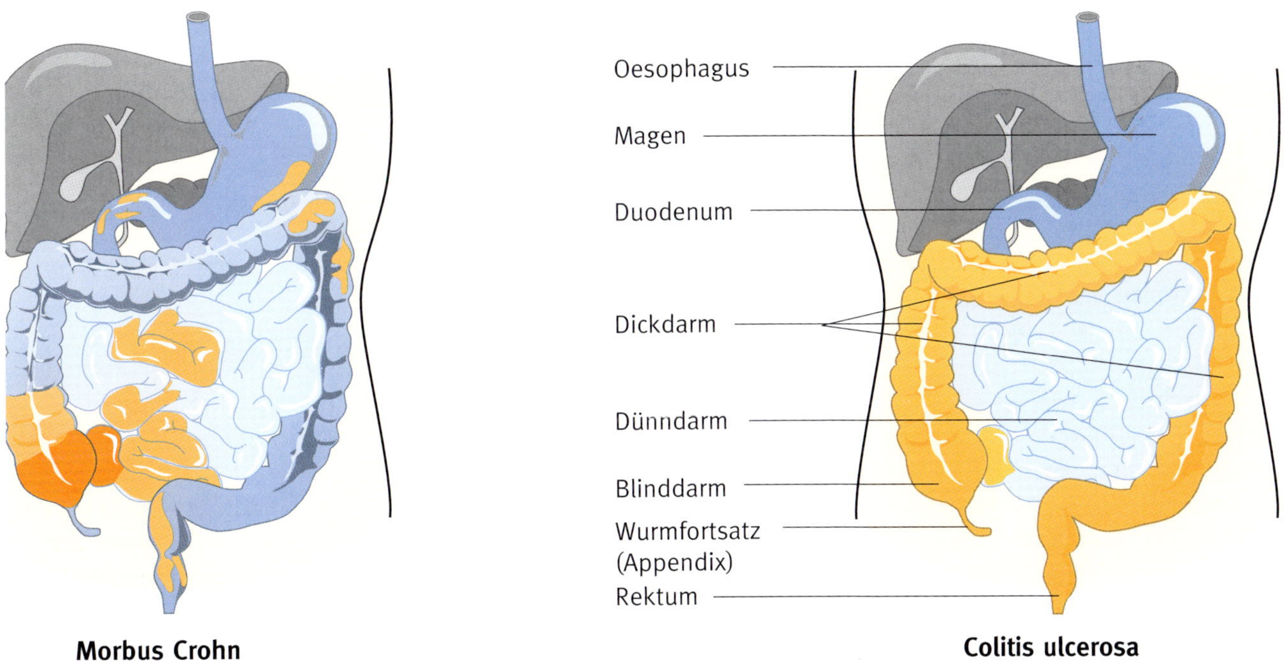

An diesen Stellen treten Entzündungen am häufigsten auf.

wandern, weswegen auch die Ausbildung von »Kanälen« ins Gewebe, sogenannten Fistelgängen, möglich ist.

Der häufigste Entzündungsort bei Morbus Crohn ist der letzte Dünndarmabschnitt, das terminale Ileum. Hier geht der Dünndarm in den Dickdarm über. Interessanterweise nimmt hier die Besiedlungsdichte an Darmbakterien zu. Entzündungen können aber im Magen, in der Speiseröhre und im Dickdarm auftreten.

Nicht alle haben die gleichen Symptome

Je nachdem, wo die Entzündung lokalisiert ist, treten auch entsprechende Symptome auf. Wer die Entzündung im Enddarmbereich hat, also dort, wo der Verdauungstrakt zu Ende geht, der kann einen ganz normalen Stuhlgang haben, oft sind aber Blut und Schleim beigemengt. Ist der ganze Dickdarm betroffen, dann kann dieser seiner eigentlichen Aufgabe der Wasserrückaufnahme nicht gut nachkommen und das Symptom Durchfall verstärkt sich. Bei wem hingegen Entzündungen im Dünndarm lokalisiert sind, der hat vielleicht eher Probleme mit Bauchschmerzen. Durchfall ist häufig, aber auch Verstopfungsprobleme können auftreten.

Aber keine Sorge

Die Krankheitsbeschreibungen lesen sich zwar nicht besonders angenehm, doch mit den in den letzten Jahren dazugewonnenen Erkenntnissen über den Mechanismus der Entzündung sind die Behandlungsmöglichkeiten derart verbessert worden, dass eine gezielte (medikamentöse) Therapie zügig zur Beschwerdereduktion bzw. -freiheit führen kann. Außerdem zeigen die Erfahrungen aus der jahrelangen Betreuung von Betroffenen, dass ein abgerundetes »Management« den Verlauf so positiv beeinflussen kann, dass die Diagnose geradezu in Vergessenheit geraten kann. Zum Selbstmanagement der Erkrankung gehören folgende Aspekte:

- Aufklärung über die Erkrankung
- medikamentöse Therapie
- individuelles Ernährungskonzept
- seelisches Wohlbefinden, Anwendung von Entspannungstechniken
- Komplementär- und Alternativmedizin
- körperliche Aktivität
- im Einzelfall Raucherentwöhnung

Zudem darf nicht der Eindruck entstehen, jeder habe einen komplizierten Krankheitsverlauf. Viele Betroffene tragen die Diagnose CED, haben aber über eine lange Zeit gar keine Probleme. »Chronisch« heißt also nicht »immer«.

Entzündungen – was passiert denn da?

Das Immunsystem im Verdauungstrakt reagiert bei den chronisch-entzündlichen Darmerkrankungen überaktiv. Die natürliche Barrierefunktion der Darmschleimhaut ist gestört, sodass Bakterien (auch aus der eigenen Darmflora) und andere Substanzen in die Darmwand eindringen können und dort die Mechanismen der Abwehr rebellisch aktivieren. Der Körper identifiziert die eigenen Bakterien als fremd und alarmiert das Immunsystem, um sich vor den Eindringlingen zu schützen. Die Schleimhäute sind gestresst und gereizt und drücken diesen Zustand als Entzündung aus.

Die aktuellen Therapieformen setzen hier an, indem sie die immunologische Überaktivität herunterfahren. Parallel arbeitet die Grundlagenforschung konzentriert daran, Therapiekonzepte zu entwickeln, die die Abwehrschwäche in der Barriere der Darmschleimhaut so verbessern und unterstützen, dass die immunologische Reaktion erst gar nicht »in Gange« kommt.

Es ist bekannt, dass genetische Einflüsse und Umweltfaktoren bei der Regulationsstörung dieser körpereigenen Abwehr eine wichtige Rolle spielen. So konnten zum Beispiel in der Vergangenheit mehr als

160 Gene in wissenschaftlichen Untersuchungen erkannt werden, die als »erbliche Veranlagung« dazu beitragen können, an einer CED zu erkranken. Ein Teil des Krankheitsrisikos ist somit erblich bedingt, insbesondere bei Morbus Crohn.

Ob nun jemand erkrankt oder nicht, ist nach dem bisherigen Kenntnisstand aber auch von Umweltfaktoren abhängig. Am Beispiel eineiiger Zwillinge wird untersucht, warum bei zwei »baugleichen« Menschen mit einer genetischen Veranlagung zur CED der eine erkranken kann und der andere nicht. Welche Faktoren in den Umwelt- und Lebensbedingungen unterscheiden die Geschwister? Wie unterscheidet sich die Zusammensetzung der Darmbakterien? Und welchen Einfluss übt die Ernährung aus?

Kommt der Störenfried aus der Nahrung?

Ein erster Gedanke ist oft, dass die bisherige Ernährungsweise den Entzündungsstress provoziert haben könnte – zumal der Nahrungsbrei den unmittelbarsten Kontakt zur Schleimhaut hat. Dieser Frage ist die Forschung in den letzten Jahrzehnten detailliert nachgegangen, aber viele Vermutungen und Hypothesen konnten durch Studien weder untermauert noch bestätigt werden. Auffällig bleibt, dass die entzündlichen Darmerkrankungen in modernen Industrienationen weitaus häufiger diagnostiziert werden als in Ländern mit traditionellen Ess- und Lebensgewohnheiten. Und wenn man sich vorstellt, wie »überschaubar« noch vor vier Jahrzehnten Eltern und Großeltern gegessen haben, dann haben sich die Lebensmittelangebote und die Essgewohnheiten auffallend gewandelt. Das Warensortiment ist bunter geworden, die Lebensmittel werden stärker verarbeitet und die Lebensmittelindustrie bedient sich häufiger aus einer Palette an verschiedensten Zutaten und Hilfsstoffen. Da fällt vielleicht nicht jedem Verdauungstrakt die Anpassung leicht. Zudem wissen wir, dass die Zusammensetzung unserer Ernährung einen modulierenden Einfluss auf unsere Darmflora haben kann.

Wir werden in Zukunft sicher mehr darüber erfahren, welche Umwelteinflüsse die Entstehung von chronisch-entzündlichen Darmerkrankungen bedingen. Eines zeichnet sich allerdings schon heute ab: Stillen, als die ursprünglichste Form der Ernährung, scheint einen vorbeugenden Effekt zu haben.

Chronisch-entzündliche Darmerkrankungen

	Colitis ulcerosa	Morbus Crohn
Häufigkeit	ca. 320 000 Betroffene in der Bundesrepublik	
Symptome	Durchfall (seltener auch Verstopfung), Schmerzen, Blähungen, Abgeschlagenheit, Gewichtsabnahme, Blut und Schleim im Stuhl (eher bei Colitis ulcerosa)	
Entzündungsstellen	begrenzter Entzündungsherd, ausschließlich Dickdarm, häufig lokalisiert im Enddarmbereich	verteilte Entzündungsherde, vom Mund bis zum After, häufig am Übergang zwischen Dünndarm und Dickdarm
Entzündungsart	oberflächlich als Geschwür	tiefer ins Gewebe einwandernd
Mögliche Symptome außerhalb des Verdauungstraktes	Gelenkbeschwerden, Augenentzündungen, typische Hautveränderungen (z. B. Erythema nodosum), Leberbeteiligung	

Richtig essen bei chronisch-entzündlichen Darmerkrankungen

Entzündliche Veränderungen an den Schleimhäuten können Verdauungsabläufe aus dem Takt geraten lassen. Typische Inhaltsstoffe unseres täglichen Speiseplans (wie Milchzucker aus einigen Milchprodukten und Fruchtzucker aus Obst und Obstprodukten) können dann zusätzlich Verdauungsprobleme machen. Und weil das nicht sein muss, gibt es sinnvolle Ansätze für eine gute Speiseplangestaltung. Zwar gibt es keine spezielle Kostform für Betroffene mit Morbus Crohn und Colitis ulcerosa, aber wer sich eine entzündlich veränderte Darmschleimhaut vorstellen kann, dem mag es verständlich sein, dass eine leicht verdaubare Kost ein erster guter Ansatz zur Beschwerdelinderung ist. Es ist so, als würde der Darm von innen gestreichelt werden. Nicht zuletzt hilft eine ausgewogene Ernährung, Mangelerscheinungen vorzubeugen und den Körper mit dem zu versorgen, was er braucht: Energie, Baustoffe, Vitamine und Mineralstoffe.

Ernährung in der akuten Entzündungsphase

Sind große Flächen des Darms stark gereizt und entzündet und ist die Passagezeit der Nahrung und des Stuhls so rasant, dass der Körper kaum Chancen hat, ausreichend Nährstoffe zu gewinnen, dann kann der Organismus deutlich geschwächt werden. In Abhängigkeit vom Schweregrad des Entzündungsschubs und vom aktuellen Ernährungszustand des Betroffenen kann eine künstliche Ernährung notwendig sein, um die Versorgung des Körpers mit Nährstoffen und Energie sicherzustellen.

Wenn normales Essen und Trinken eine Pause machen

Unter dem Begriff »künstliche Ernährung« werden die sogenannte parenterale und die enterale Ernährung zusammengefasst.

Parenteral bedeutet so viel wie »unter Umgehung des Verdauungstraktes«, weil alle für den Körper notwendigen Nährstoffe (wie Kohlenhydrate, Eiweiße, Fette, Vitamine und Mineralstoffe) in Flüssigkeit gelöst über eine Infusion mittels Venenkatheter direkt ins Blut gegeben werden.

Bei der enteralen Ernährung (also »unter Nutzung des Verdauungstraktes«) kommen Trink- und Sondennahrungen als industriell hergestellte »bilanzierte Diäten« zur Anwendung. Bilanzierte Diäten sind flüssige Zubereitungen mit einer, durch die Diätverordnung gesetzlich geregelten, exakt definierten und standardisierten Zusammensetzung an Nährstoffen. In besonderen Fällen können diese »Nährlösungen« über eine Sonde (meist über die Nase bis zum Magen oder Dünndarm reichend) verabreicht werden. Oft werden die früher als »Astronautenkost« bezeichneten Trinknahrungen jedoch getrunken.

In der Therapie von CED-betroffenen Kindern konnten durch die alleinige Therapie mit einer ausschließlich enteralen Ernährung (Trinknahrung über ca. 6 bis 8 Wochen) sehr gute therapeutische Effekte erzielt werden.

Diätetische Trinknahrungen

Zur Auswahl steht eine breite Palette an Produkten mit hauptsächlich süßfruchtigen Geschmacksrichtungen wie Schokolade, Vanille, Erdbeere und Pfirsich. Die Trinknahrungen sind eine gute Ernährungshilfe bei Untergewicht und eine gute Kostergänzung für Zeiten, in denen eine herkömmliche Ernährung schlecht vertragen wird. Sie werden auch als spezielle Varianten mit einem hohen Kalorien- oder Eiweißgehalt sowie bei Fettverdauungsstörungen angeboten und können dann im Einzelfall vom Arzt verordnet werden. Wichtig ist es, die Trinknahrung richtig anzuwenden, weil sie sonst als kompakte Nährstoffkonzentrate wiederum zu Durchfall führen können.

Trinknahrung richtig angewendet

Zu Beginn vorsichtig und einschleichend dosieren, darum

- am Anfang langsam und schluckweise trinken,
- eventuell mit etwas Wasser verdünnen,
- nie zu kalt verzehren.
- Geöffnete Produkte nicht mehrere Stunden ungekühlt stehen lassen.
- Die zugeführte Menge richtet sich nach dem individuellen Bedarf und kann zwischen 250 und 2000 ml pro Tag liegen.
- Mit neutral schmeckenden Trinknahrungen können auch Suppen, Soßen und Desserts angereichert werden.
- Einige Hersteller bieten Geschmacksproben an – informieren Sie sich.

Jetzt geht es um das richtige Essen

Die meisten Betroffenen können in entzündlichen Schubphasen normale Nahrung zu sich nehmen. Das sollte aber nicht gerade eine fettbelegte Pizza mit einem großen Teller Salat sein.

Die häufige Empfehlung »Essen Sie, was Ihnen bekommt!« ist zwar inhaltlich korrekt, für die tägliche Auswahl und Zubereitung von Essen und Trinken aber wenig hilfreich.

Es ist oft schwer herauszufinden, was einem gut bekommt und was nicht. An einigen Tagen scheint eine Speise gut verträglich zu sein und an anderen Tagen gerät dieselbe Speise wieder in den Kreis der »Verdächtigen«. Aus diesem Grund kann eine pauschale Empfehlung von leichtverträglichen Lebensmitteln und Getränken eine gute Basis sein. Ausgehend von einer Lebensmittelauswahl, die bekanntermaßen schmeichelnd und streichelnd für betroffene Anteile des Verdauungstrakts ist, gelingt ein individueller Entwurf des eigenen Speiseplans gleich viel besser und das Essen kann bekömmlicher werden.

Bei einigen Betroffenen sind die Beschwerden so ausgeprägt, dass sie schlichtweg aufhören zu essen, um weitere Beschwerden zu vermeiden. Aber aufgepasst: In einer Phase, in der der Organismus gute Nährstoffe benötigt, bekommt er dann am allerwenigsten. Andere Betroffene essen wie gewohnt weiter oder gestalten ihren Speiseplan besonders »gesund« in der Hoffnung, durch eine sehr gute Ernährung das Krankheitsgeschehen positiv zu beeinflussen. Wenn dann z. B. grobe und körnige Vollkornbrote sowie ein hoher Anteil an Rohkost von entzündungsgestressten Darmschleimhäuten bearbeitet und verdaut werden müssen, dann passt das einfach nicht gut zusammen: Es braucht weder das eine noch das andere Extrem.

Um für solche Schubphasen gerüstet zu sein, empfiehlt es sich, immer eine kleine Notration an geeigneten Lebensmitteln im Haus zu haben:

- Zwieback
- Knäckebrot
- Reis (parboiled)
- Bananen
- nach Geschmack: Reis-, Hirse- oder Haferschmelzflocken
- Haferdrink
- Tiefkühlkräuter (z. B. Petersilie oder Kräutermischung)
- Tiefkühlgemüse (wie Brokkoli, Blumenkohl)
- Tiefkühlfisch (ohne Panade)
- Möhren
- kleine Dosen bzw. Gläser Gemüse (z. B. Prinzessbohnen, Spargelköpfe, Möhren)
- Mandelmehl
- Eier
- Grieß
- Milch (evtl. laktosearm)
- Quark
- Butter
- Babykostgläschen (Zubereitungen für die »ersten Monate«)

So kommen Sie wieder auf die Beine!

Eine einheitliche Empfehlung für alle kann es nicht geben. Dazu sind die Erscheinungsformen von Entzündung und Krankheitsverlauf sowie der auftretenden Symptome zu individuell.

Ein sinnvolles Ernährungskonzept, das die Entzündungsaktivität und das aktuelle Beschwerdebild berücksichtigt, unterscheidet fünf Phasen:

Phase 0 – künstliche Ernährung: Künstliche Ernährung bei starker und ausgedehnter Entzündungsaktivität (überwiegend stationärer Klinikaufenthalt) und als Therapieoption bei Kindern – zunehmend auch bei Erwachsenen. Hier hat es in letzter Zeit deutliche Fortschritte der Ernährungswissenschaft gegeben. Sprechen Sie Ihren Arzt oder Ihre Ernährungstherapeutin darauf an.

Phase 1 – Tee und Suppen: Kurze Phase (ca. 1 bis 2 Tage) bei mittelschwerer Entzündungsaktivität.

Phase 2 – der akute Entzündungsschub: Symptomangepasste Basis-Schonkost mit reduzierter Auswahl an gut verträglichen Nahrungsmitteln bei mittelschwerer Entzündungsaktivität.

Phase 3 – der ausklingende Schub: Leichte Vollkost mit einer größeren Auswahl an gut verträglichen Nahrungsmitteln, symptomangepasst bei leichter und/oder abklingender Entzündungsaktivität.

Phase 4 – die Remissionsphase: Kost mit gut verträglichen Lebensmitteln und Berücksichtigung individueller Besonderheiten.

Ist der Verlauf mittelschwer, dann profitieren Sie eventuell von einem Einstieg in die kurze Phase 1 und bauen über Phase 2 und 3 bis in die Dauerkost der Remissionsphase, also der symptomfreien Phase, auf. Es ist aber auch möglich, dass Sie nur Phase 3 für sich nutzen und mit dieser Ernährungsempfehlung bereits einen guten Erfolg erzielen. Die Phase 0 beschreibt die ausschließlich künstliche Ernährung über Infusionen, Sonden- und Trinknahrung.

Phase 1 – eine kurze Auszeit für den Darm

Wenn Sie sich sehr unwohlfühlen, Schmerzen, Durchfall oder stärkere Blutbeimengungen im Stuhl haben, dann gönnen Sie sich und auch Ihrem Darm eine Pause. Für einen bis zwei Tage sind nur reizarme Teesorten und Schleimsuppen auf Wasserbasis angesagt. Zugegeben, Schleimsuppen klingen nicht nach einem kulinarischen Hochgenuss, aber sie können hier wie Balsam für die Schleimhäute wirken. Die Durchführung dieser »Schmalspurkost« sollte nur von sehr kurzer Dauer sein, weil dessen Nährstoffprofil für eine ausreichende Versorgung mit Nährstoffen unzureichend ist. Bei häufigen Durchfällen können Sie viel Flüssigkeit verlieren. Beachten Sie dann bitte ergänzend für diese Phase die geeigneten Maßnahmen bei Durchfall.

Phase 0

künstliche Ernährung bei starker und ausgedehnter Entzündungsaktivität (meist stationärer Aufenthalt)

Phase 1 – bilanzierte Trinknahrung

Tee und Suppen – kurze Phase (ca. 1 bis 2 Tage) bei mittelschwerer Entzündungsaktivität

Phase 2 – der akute Entzündungsschub

Basis-Schonkost mit reduzierter Auswahl von gut verträglichen Nahrungsmitteln bei mittelschwerer Entzündungsaktivität

Phase 3 – der ausklingende Schub

leichte Vollkost mit einer größeren Auswahl von gut verträglichen Nahrungsmitteln bei leichter und/oder abklingender Entzündungsaktivität

Phase 4 – die Remissionsphase

Kost mit gut verträglichen Lebensmitteln und Berücksichtigung von individuellen Besonderheiten

Essen in Phase 1

- Schleimsuppen aus Reis- oder Hirseflocken (erhältlich im Drogeriemarkt oder Reformhaus, meist in der Säuglingsabteilung), die man eventuell mit etwas Salz oder Zucker abschmecken kann;
- Getränkeauswahl: Kamillen-, Melissen-, Fenchel-Kümmel-Anis-Tee, stilles Wasser;
- Auszeit – alles schön ruhig und warm!

Phase 2 – es geht behutsam weiter

Nach dieser kurzen Verschnaufpause sollte der Körper nun wieder mit mehr Nährstoffen und Energie versorgt werden. Dabei bleibt die Auswahl überschaubar und schonend.

Eine Schonkost leicht verträglich und gleichzeitig gehaltvoll zu gestalten kommt einem Balanceakt gleich. Denn eine schonende Ernährung ist nicht nur sehr zurückhaltend mit der Zufuhr von Ballaststoffen, sondern auch mit der Zufuhr von Fetten. Fette fordern einen hohen Verdauungsaufwand. Auf der anderen Seite sind sie aber auch gute Kalorienlieferanten. Und so wird es verständlich, dass eine Schonkost zwar schonend, aber gleichzeitig auch kalorienärmer sein kann. Das ist nicht immer wünschenswert. Mit einer guten Kombination der Speisen lässt sich hier ein Ausgleich schaffen.

Essen in Phase 2

Bei leichter bis mittelschwerer Entzündung sind leicht verdauliche, ballaststoff- und fettarme Lebensmittel geeignet, zum Beispiel:

- Tee (z.B. Kümmel-, Anis-, Fenchel- und Kamillentee, dünner schwarzer Tee, Rooibostee), »stilles« Wasser
- Weißbrot, Zwieback, Reiswaffeln, Toast, feines Knäckebrot ohne Körner, sehr feines (Dinkel-)Brot, Hafer-, Reis- oder Hirseflockenschleim
- kleine Mengen zum Süßen und Würzen wie (Trauben-)Zucker, Honig, Salz, Gemüse- bzw. Hühnerbrühe, Bourbon-Vanille, Zimt
- passierte oder pürierte Gemüsesuppen (wie Kartoffel-, Karotten- und Kürbissuppe)
- weich gedünstetes, eventuell püriertes Gemüse (wie Möhren, Zucchini, Pastinaken, Kürbis, Spargelspitzen, Brokkoliröschen, Blumenkohlröschen, feiner Spinat, junger und zart schmelzender Kohlrabi)
- Nudeln, weißer Reis, Kartoffeln, Kartoffelpüree (eventuell ohne Milch)
- Fruchtgelee, Marmelade, Banane, Melone, Obstkompott (z.B. aus Apfel, Erdbeeren, Aprikosen, Blaubeeren, Pfirsich), »Babykostgläschen«
- gekochter Fisch (wie Seelachs, Kabeljau, Scholle, Forelle), fettarmes, gekochtes Fleisch (wie Geflügelfleisch ohne Haut)
- Rührei (liefert besonders gutes Eiweiß, wenn es mit Kartoffeln verzehrt wird)
- Naturjoghurt 3,5–3,8%, Magerquark, max. 20%iger Speisequark, Hüttenkäse, Milch (bei bekannter Milchzuckerunverträglichkeit laktosearme Produkte wählen)
- magerer Wurst- und milder Käseaufschnitt (wie gekochter Schinken, Geflügelaufschnitt, Käse bis 30% Fett i. Tr.)
- Fette in kleinen Mengen, z.B. Butter, Pflanzenmargarine (Produkte ohne gehärtete Fette), Pflanzenöle (wie Raps- und Olivenöl bzw. nach Verträglichkeit)

Kleine Ideenbörse – leicht und schnell zubereitet

Als Ergänzung zum Rezeptteil möchten wir Ihnen an dieser Stelle einige günstige Speisekombinationen aufzeigen, die Ihnen bei der Zusammenstellung Ihres Speiseplans eine zusätzliche Hilfe sein können und vielleicht zum weiteren Experimentieren anregen.

Frühstück, Abendessen und/oder Zwischenmahlzeit:

- Weißbrot, Toastbrot, Feinbrot oder Quarkbrötchen mit Frischkäse, Hüttenkäse oder Quark und Fruchtgelee oder Banane
- Porridge
- Rührei mit Petersilie auf Feinbrot oder Toast
- Melonenstreifen in Kochschinkenmantel
- Cornflakes mit laktosefreier Milch (nach Belieben mit Banane, Pfirsich und/oder Erdbeeren)
- Müsli aus Naturjoghurt mit feinen Haferflocken, Zimt, zerdrückter Banane und Pfirsichspalten
- feines Dinkelbrot mit Butter und Kochschinken
- Dinkel- oder Vollkorntoast ohne Körner mit Putenaufschnitt, Edamer und dünnen Apfelscheiben
- Toast mit Bratenaufschnitt, weich gedünsteten Brokkoliröschen und Käse überbacken

Warme Mahlzeiten:

- Suppe aus Reis, Huhn und Möhren
- Gemüseeintopf aus Kartoffeln, Möhren, Kohlrabi und Eierstich
- Gemüseauflauf aus Brokkoliröschen, Zucchini oder Blumenkohlröschen und Kartoffelwürfeln mit Eiermilch (mit Gemüsebrühe, Muskatnuss, Salz, Petersilie)
- Rührei, Kartoffelpüree und Spinat
- pürierte Suppen aus Kartoffeln und Blumenkohlröschen, Brokkoliröschen, Möhren, Kürbis oder

Zucchini auf Basis von Gemüsebrühe, verfeinert mit laktosearmem Frischkäse
- Salz- oder Pellkartoffeln mit Kräuterquark (laktosefreier Quark mit Tiefkühlkräutern, Salz und Pfeffer)
- Putenfleisch mit Möhren und Kartoffeln
- Forelle in Folie
- Kartoffelstückchen (in Milch köcheln lassen) mit Geflügelwürstchen und zarten Kohlrabischeiben
- Backkartoffeln (schälen, halbieren und im Ofen garen) mit Pastinaken-Petersilien-Püree und Hähnchenfleisch
- Spargelköpfe aus dem Glas mit Kartoffeln und gedünstetem Schollenfilet (tiefgefroren)
- Penne mit Soße aus püriertem Hokkaidokürbis, Frischkäse und etwas Basilikum
- Salat aus Basmatireis, Mandarinen (Dose), Apfelraspeln und Hühnerfleisch
- Zanderfilet mit Pastinaken-Kartoffel-Püree
- Fisch-Fenchel-Kartoffel-Suppe
- Eieromelette mit Käse- und gedünsteten Gemüseraspeln (wie Möhren, Zucchini)
- Bandnudeln mit Soße aus püriertem Spinat, Frischkäse, Salz und Pfeffer

Süße Speisen bzw. Dessert:
- süße Quarkbrötchen oder Reiswaffeln mit Quark und Bananenscheiben oder Hüttenkäse und Himbeergelee
- Brei aus geschlagener Banane mit zerbröseltem Zwieback in Reismilch mit Reisflocken und Zimt
- Grießbrei mit Püree aus Pfirsichen
- Pfannkuchen (fettarm in beschichteter Pfanne) mit etwas Fruchtgelee oder Obstmus
- Pancakes mit Reissirup
- Mix aus Naturjoghurt und Babykostgläschen
- selbst gemachter Vanillepudding, ggf. aus laktosefreier Milch, dazu Obstpüree oder etwas Himbeersirup

Phase 3 – die leichte Vollkost erleichtert

Hat der Entzündungsschub ein Ausmaß, bei dem Sie sich zwar nicht gerade wie »außer Gefecht gesetzt« fühlen und Sie Ihrem Alltag auch relativ gut nachgehen können, es aber dennoch einer (vielleicht auch höher dosierten) medikamentösen Behandlung bedarf, dann wird die »leichte Vollkost« eine gute unterstützende Maßnahme sein, um den Verdauungsaufwand zu reduzieren und den Darm wenig zu stressen. Auch für das Stadium eines ausklingenden Schubes ist diese Kostform eine gute Wahl. Die »leichte Vollkost« berücksichtigt Lebensmittel, die allgemein gut bekömmlich sind. Beispiele finden Sie in der tabellarischen Übersicht (siehe S. 20).

Phase 4 – Ernährung und mehr in den guten Zeiten

Was ist nun wichtig für die Ernährung in der entzündungsfreien Remissionsphase? Zum einen ist die Ausgewogenheit des Nährstoffangebots im Speiseplan entscheidend. Dabei muss und sollte man nicht perfektionistisch vorgehen. Aber es bedarf etwas Hintergrundwissens, um prüfen zu können, ob alle Lebensmittelgruppen gut vertreten sind. Sind Sie zum Beispiel sehr zurückhaltend mit dem Verzehr von Milchprodukten, dann fehlen Ihnen nicht nur gute Eiweißquellen, sondern auch die besten Lieferanten für Kalzium. Wer es nicht gewohnt ist, regelmäßig Fisch zu essen, der kann auch nicht von dem leicht verdaulichen Eiweiß, der Jodzufuhr und den hochwertigen Omega-3-Fettsäuren (je nach Fischsorte) profitieren.

Ernährungs-Navi: Hier geht's lang

Geeignete und weniger geeignete Lebensmittel

Phase 3 ausklingender Schub	meist gut bekömmlich, darum hiervon gerne mehr	weniger bekömmlich, hier kann es Probleme geben
Zubereitungs-verfahren	mit (abgekochtem) Wasser zubereitet, gekocht, püriert, weich gedünstet, geschält, als Kompott leicht angebraten, gebacken, gegrillt, in Folie gegart, im Römertopf geschmort, in Bratfolie oder -schlauch zubereitet	frittiert, geräuchert, paniert, gepökelt, scharf angebraten, geröstet, eisgekühlt

Lebensmittel-empfehlungen	geeignet	eher ungeeignet
Getränke	Leitungswasser, stark verdünnte Obstsäfte (z. B. von Banane, Pfirsich, Apfel, Verhältnis 1 : 3), stilles oder mit wenig Kohlensäure versetztes Mineralwasser Kamillen-, Melissen-, Fenchel-, Rooibos-, Pfefferminz- und Hagebuttentee, in Maßen: schwarzer Tee, schwacher Kaffee, Espresso	Alkohol in jeder Form kohlensäurehaltige und/oder zuckerhaltige Getränke (z. B. Limonade, Cola) eisgekühlte Getränke starker Bohnenkaffee große Mengen purer (saurer) Säfte »Wellnessgetränke« mit Fruktose
Gemüse	Zucchini, Möhren, Pastinaken, Fenchel, Kürbis, Spargelspitzen, Schmorgurken, Brokkoliröschen, Blumenkohlröschen, junger Kohlrabi, grüne (Prinzess-)Bohnen, Spinat, Kopfsalat, Feldsalat, Eisbergsalat, Endivie, Tomate, Chicorée, Sellerie, feine grüne Erbsen, Chinakohl, Rote Bete, Champignons, Petersilienwurzel, Mangold, rote Linsen	Artischocken, Auberginen Schwarzwurzeln, Oliven, Gurken, Rettich, Hülsenfrüchte (wie Dicke Bohnen, weiße Bohnen, Kidneybohnen), Lauch, Zwiebeln, Kohlgemüse wie Grünkohl, Rosenkohl, Rotkohl, Wirsing, Sauerkraut, Knoblauch, Paprikagemüse, große Mengen Pilze (außer Champignons) abgepackte Fertigblattsalate

Lebensmittel-empfehlungen	geeignet	eher ungeeignet
Nüsse, Samen, Kerne	kleinere Mengen gemahlene Nüsse, Samen und Kerne, Nussmus, Sesam	größere Mengen Nüsse, Samen, Kerne
Obst und Obstprodukte	Banane, Melone, Mandarine, Himbeeren, Erdbeeren, Nektarine, weiche Birne, Mango, Kiwi, Orange, Brombeeren, Ananas, Heidelbeeren, Papaya Apfel, Aprikose und Pfirsich (reif und geschält) Fruchtgelee, Marmelade, Obstkompott	Weintrauben, Stachelbeeren, Trockenobst, Rhabarber, Kirschen, Pflaumen, Zwetschgen, Johannisbeeren, unreifes Obst, große Mengen an Obstkompott und puren Säften
Getreide und Getreideprodukte	Hirse, Reis, Hafer, Dinkel, Amaranth, Quinoa, Maismehl, Buchweizen, Weizen, Gerste feiner Hafer-, Hirse- und Reisschleim auf Wasserbasis	reine grobe Roggenprodukte frische Hefespeisen, fertige und gezuckerte Müslimischungen
Brot	Zwieback, Toastbrot, Reiswaffeln helle Brötchen, Mischbrot, Stärkemehle, Knäckebrot (ohne Samen und Körner), zuckerfreie Cornflakes, Grahambrot, sehr fein gemahlenes Vollkornbrot ohne Körner, Vollkorntoast, Graupen	sehr frisches, grobes und feuchtes Brot mit sichtbaren Körnern Aufbackwaren, Pumpernickel
Beilagen	Salzkartoffeln, Kartoffelpüree, Reis (parboiled), Nudeln, Grieß, Klöße (Kartoffel-, Semmel-, Quarkklöße), andere Flocken	Pommes frites, Kroketten, Bratkartoffeln, Kartoffelsalat, Kartoffelchips
Milch und Milchprodukte (im Einzelfall laktosearme Produkte wählen)	Naturjoghurt, Fruchtjoghurt, Dickmilch Buttermilch, Mozzarella, saure Sahne, Magerquark, 20%iger Speisequark, Milch, Frischkäse, Hüttenkäse, junger Schnittkäse kalziumangereicherte, vegetarische Drinks: Haferdrink, Reisdrink, Kokosdrink, Sojadrink	größere Mengen Sahne, Schmand, Crème fraîche, lange gereifte und würzige (Schimmelpilz-) Käsesorten (z. B. Roquefort, Hartkäse: Bergkäse, Cheddar, Emmentaler, Gorgonzola, Esrom), sehr reifer Camembert, Käsefondue

Lebensmittel-empfehlungen	geeignet	eher ungeeignet
Fleisch und Fleischwaren	mageres Fleisch von Huhn und Pute, mageres Rind- oder Kalbfleisch (Filet, Schnitzel), mageres Ziegenfleisch, Kaninchen, mageres Wild und Wildgeflügel, Grillhähnchen ohne Haut, Taube gekochter Schinken (ohne Fettrand), deutsches Corned Beef, magere Geflügelwurst, Jagdwurst, Bierschinken, Lachsschinken, kalter Bratenaufschnitt, Aspikwaren, Sülzen, Geflügelwürstchen luftgetrockneter Schinken, Lyoner, Mortadella, Kassler, Wienerle, Bockwurst	Speck, fettes Fleisch von z. B. Ente und Gans, Geflügelhaut, Eisbein Mettwurst, Salami, Teewurst, Blutwurst, Cervelatwurst
Fisch und Fischwaren	Kabeljau, Dorsch, Goldbarsch, Zander, Schleie, Seelachs, Felchen, Leng, Scholle, Heilbutt, Steinbutt, Wels, Forelle, Rotbarsch, Seehecht Krabben, Hummerfleisch	Fette Fischsorten wie Aal, Hering*, Lachs*, Makrele*, Thunfisch* in Öl, Anchovis, Ölsardinen, Schillerlocken, konservierte, panierte Fische oder Fischwaren, Fischsalate * nur bei Fettunverträglichkeit ungeeignet, ansonsten aufgrund des Gehaltes an Omega-3-Fettsäuren empfehlenswert
Eiergerichte	Rührei, Eierstich, weich gekochtes Ei, Omelett, Spiegelei (in wenig Fett zubereitet)	hart gekochtes Ei, Eiersalat
Fette	Butter, ungehärtete Margarine, Pflanzenöl (z. B. Rapsöl, Olivenöl) eventuell spezielle MCT-Fette	größere Mengen Öl, Butter, normale Margarine, Schmalz, Talg, stark erhitztes und gebräuntes Fett, Remoulade, Mayonnaise
Gewürze und Gewürzprodukte	Pfeffer, Salz; in Maßen frische, getrocknete oder tiefgekühlte Kräuter: Anis, Basilikum, Dill, Estragon, Fenchel, Ingwer, Kerbel, Koriander, Kurkuma, Kümmel, Lorbeerblatt, Majoran, Muskatnuss, Nelken, Oregano, Petersilie, Pimpernelle, Safran, Salbei, Thymian, Vanille, Wacholderbeeren, Zimt, wenig Zitronensaft, verdünnter und milder Essig, wenig Tomatenmark; Fonds, Gemüse- oder Hühnerbrühe; Senf	scharfer Pfeffer, scharfer Paprika, Chilipulver, Knoblauch, Meerrettich, Peperoni, scharfes Currypulver, größere Mengen Zwiebeln und Knoblauch, Kapern scharfer Senf, scharfe und fetthaltige Fertigsoßen, größere Mengen Ketchup, starke Essigmarinaden

Lebensmittelempfehlungen	geeignet	eher ungeeignet
Süßungsmittel	kleinere Mengen an (Trauben-)Zucker, Honig, Reissirup oder ähnliche natürliche Süßungsmittel, evtl. Süßstoffe (wie Saccharin, Cyclamat)	Zuckeraustauschstoffe wie Sorbit, Xylit, Lactit, Mannit, Isomalt; zahnfreundliche Kaugummis; größere Mengen Zucker bzw. Süßungsmittel
Süßwaren	kleinere Mengen von Wackelpudding, Reiswaffeln mit Zartbitterüberzug, einfache Kekse (wie Butter-, Haferkekse), Fruchtbonbons, Baiser, Wassereis selbst hergestellter Rühr- und Hefeteig, Kuchen aus Quark-Öl-Teig, Obstkuchen ohne Sahne, Biskuit	größere Mengen Schokolade, Pralinen, Nougat, Marzipan Sahne- und Cremetorten, Blätterteig, Fettgebackenes (wie Schmalzgebäck), kandierte Früchte, Müsliriegel
Sonstiges	Tofu, Sojadessert	Fertiggerichte, Tütensuppen, Trockenprodukte, Feinkostsalate

Überprüfen Sie aber nicht nur Ihre Lebensmittelauswahl, sondern achten Sie auch auf die Zutatenlisten. Bemerken Sie, dass eine Zutatenliste sehr lang und mit vielen chemischen »Vokabeln« versehen ist, dann handelt es sich vermutlich um ein stark ver- und bearbeitetes Lebensmittel. Nicht besonders empfehlenswert! Versuchen Sie in der Auswahl Ihrer Lebensmittel die natürliche Einfachheit und traditionelle Zubereitungsformen zu beherzigen.

Studien haben ergeben, dass sich ein häufiger Verzehr von Gemüse und Obst positiv auswirken kann. Das liegt nicht zuletzt auch an dem entzündungshemmenden Potenzial der sogenannten sekundären Pflanzenstoffe. Bis heute konnten über 10 000 dieser »Phytochemicals« in Obst und Gemüse identifiziert werden. Es handelt sich dabei um Substanzen wie Pflanzenfarbstoffe, Sulfide oder Glucosinolate. Sie kommen zwar nur in geringen Konzentrationen vor, können aber pharmakologische Wirkungen entfalten. Auch bei chronisch-entzündlichen Darmerkrankungen sind sie ein gefragter Gegenstand der wissenschaftlichen Forschung.

Check-up Nährstoffversorgung

Die Übersicht (Seite 24) gibt Ihnen eine grobe Orientierung. Prüfen Sie anhand Ihres Tagesplans, wie viele der angegebenen Handvoll aus der Tabelle Sie erreichen. Natürlich muss nicht jeder Tag gleich eingehalten werden. Es entspricht der Realität, dass es von dem einem mal etwas mehr und von dem anderen etwas weniger zu essen oder zu trinken gibt. Aber in der Gesamtsumme über die Woche gesehen sollte es dann doch stimmen!

Nährstoffversorgung – prüfen Sie Ihren täglichen Speiseplan

Lebensmittelgruppe mit Beispielen	Verzehrsempfehlung pro Tag	Portionsgröße »Handvoll bzw. Handgroß« pro Tag
Getränke: (stilles, kohlensäurearmes) Mineralwasser, (Kräuter-)Tee, verdünnte Fruchtsäfte (100 % Fruchtgehalt) und milde Gemüsesäfte	mindestens 1,5 Liter	✋✋✋✋✋✋
Gemüse: verträgliches Gemüse in unterschiedlichen Zubereitungsarten, Rohkost, Salat, Hülsenfrüchte nach Verträglichkeit	ca. 350–500 g Gemüse	✋✋ (✋)
Obst: frisches Obst (z. B. Äpfel, Aprikosen, Bananen, Beerenobst, Birnen, Kiwi und andere verträgliche Obstsorten)	200–250 g, wahlweise als Kompott	✋ (✋)
Kartoffeln, Reis, Nudeln und andere Getreideprodukte: Brot (eher fein gemahlenes Vollkornbrot), Kartoffeln, Reis, Nudeln (wenn möglich als Vollkornprodukt), Getreideflocken, gegarte Vollkornprodukte (z. B. Getreidekörner)	Brot und wahlweise Kartoffeln, Reis oder Nudeln	✋✋ (✋)
Milch und Milchprodukte: Naturjoghurt, Quark, Milch, Käse, Buttermilch, Sauermilch	mind. ¼ Liter Milch bzw. Milchprodukte und 2 Scheiben Käse und z. B. 100 g Joghurt oder Speisequark	✋✋✋ (✋*)
Fleisch, Fisch, Wurst, Eier: z. B. Fisch, (mageres) Filet, Schnitzel, Geflügel, Bierschinken, Corned Beef, Schinken ohne Fettrand, Rührei, gekochtes Ei	pro Woche 2(3*)-mal Fleisch, mind. 1–2-mal Fisch und 2(3*)-mal Eier(speisen)	pro Woche: ✋✋ (✋*) ✋✋ ✋✋ (✋*)
Fette und Öle: Butter, ungehärtete Pflanzenmargarine, Pflanzenöl (z. B. Walnuss-, Raps-, Olivenöl), Nüsse, Kerne, Saaten	ca. 35–50 g als Streich- und Kochfett (z. B. 2 EL Butter und 1–2 EL hochwertiges Pflanzenöl)	½✋ – ✋✋
Süßes, Knabbereien: Kuchen, Kekse, Zucker, Salzstangen, Schokolade		höchstens ✋

* unter Berücksichtigung eines erhöhten Eiweißbedarfs

Vorbeugen ist ein guter Schutz

Wenn Sie spüren, dass Ihr Verdauungstrakt wieder an Robustheit gewonnen hat, dann sollten Sie ihn zwar nicht über Gebühr strapazieren, aber Sie können jetzt ausgewogener essen und gute Nährstoffe und Energie tanken.

Hinsichtlich der Energiezufuhr gilt ein erstes Augenmerk dem Körpergewicht. Um das Körpergewicht einschätzen zu können, empfiehlt sich eine Berechnung des BMI-Wertes. Dabei wird das aktuelle Körpergewicht durch die quadrierte Körpergröße geteilt.

So errechnen Sie Ihren Body-Mass-Index (BMI):

Aktuelles Körpergewicht : Körpergröße in Meter × Körpergröße in Meter = BMI in kg/m^2

Beispiel:

Eine Frau wiegt 65 kg und ist 1,77 m groß.

65: (1,77 × 1,77) = 20,7

Damit liegt sie knapp an der untersten Grenze.

Der BMI sollte zwischen 20 und 25 liegen. Gerne darf der Wert – der Reserven wegen – bei Betroffenen mit chronisch-entzündlicher Darmerkrankung mehr in Richtung 25 tendieren als in Richtung 20. Wer unter einem BMI-Wert von 20 liegt, vielleicht sogar unter 18, der sollte in jedem Fall eine Gewichtszunahme anstreben. Bei guter Verträglichkeit und wenn keine Fettverdauungsstörung vorliegt, kann die Nahrung mit Produkten aus pflanzlichen (wie Pflanzenöl, Avocados oder gemahlene Nüsse und Saatenmus) und/oder tierischen Fetten (wie Butter, Käsewürfel, Sahne) angereichert werden. Zu einer Brotmahlzeit ließe sich beispielsweise zusätzlich eine pürierte Gemüsesuppe kombinieren. Kalorien können auch als Kakao oder Milchmixgetränk mit Obst getrunken werden. Eine kalorische Unterstützung bietet im nächsten Schritt die Aufwertung von Speisen und Getränken mit geschmacksneutralen Trinknahrungen.

In eine ganz andere Richtung geht der Aufbau von Muskulatur. Gezieltes Muskelaufbautraining ist nicht nur eine hervorragende Vorbeugung gegen Knochenschwund (Osteoporose), das Training legt auch gleichzeitig gute Eiweißspeicher in Muskelform an.

Ärztliche Inspektion: Laborwerte überprüfen

Es ist nicht verkehrt, wenn man selbst daran denkt, den Nährstoffhaushalt überprüfen zu lassen. Bei einem langwierigen und schweren Verlauf einer chronisch-entzündlichen Darmerkrankung (insbesondere bei Morbus Crohn) ist die labortechnische Kontrolle der Vitamine D und B_{12} sowie Eisen bzw. Ferritin, Folsäure und Zink empfehlenswert. Wird ein Defizit erkannt, dann ist auch die Gefahr gebannt, dass sich aus dem Mangel weitere Symptome ergeben könnten.

Welche unterstützenden Maßnahmen sind sinnvoll?

Es ist zwar leichter gesagt als getan – aber gestalten Sie Ihr Leben so, dass Sie mit sich und der Welt zufrieden sein können. Ärger, Sorgen und Stress sind zwar Lebensbegleiter, denen wir uns nicht entziehen können. Sie sollten sich aber in einem Maße begrenzen, dass sie kurz- oder (manchmal auch) langfristig zu bewältigen sind.

Erfreuen Sie sich an einer guten Qualität Ihrer Nahrung und üben Sie dabei Genuss. Essen soll Freude machen.

Vielleicht ist es für Sie persönlich besonders wohltuend, wenn Ihr Alltag einen gewissen Rhythmus erhält, den Sie vorher nicht hatten. Oder umgekehrt – wer zu verplant und straff organisiert lebt, der könnte sich ein bisschen in »Laissez-faire« üben. Lassen Sie im Alltagsleben mal fünf gerade sein und lernen Sie, sich gut zu entspannen.

Treiben Sie Sport oder bewegen Sie sich zumindest regelmäßig. Und wenn es nur die kleine Fahrradtour zur Arbeitsstelle oder zum Einkauf ist.

Auch wenn mancher neu beschrittener (Lebens-)Weg zunächst mühevoll ist, so kann man sich oft schon nach kleineren Etappen lobend auf die Schulter klopfen. Gut gemacht und weiter so!

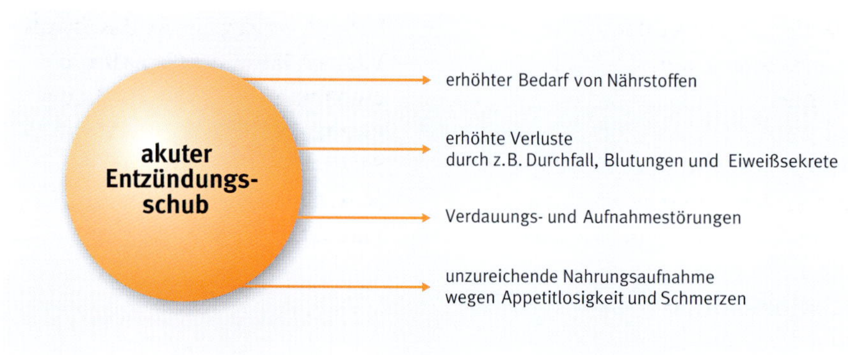
akuter Entzündungsschub
erhöhter Bedarf von Nährstoffen
erhöhte Verluste
durch z.B. Durchfall, Blutungen und Eiweißsekrete
Verdauungs- und Aufnahmestörungen
unzureichende Nahrungsaufnahme
wegen Appetitlosigkeit und Schmerzen

Warum entstehen Mangelzustände?

Wichtige Nährstoffe kurz vorgestellt

Bei einer Entzündung arbeitet der Körper besonders intensiv – und braucht von einigen Nährstoffen mehr als im Normalfall. Wir stellen Ihnen die wichtigsten Nährstoffe vor und zeigen, wie Sie immer gut versorgt sind. Je nach Ausmaß der Entzündung kann der Organismus von Personen mit chronisch-entzündlicher Darmerkrankung mehr oder weniger auf Hochtouren laufen. Bei einer großflächigen Entzündung steht die Betriebsamkeit der immunologischen Abteilungen auf höchster Stufe. Das fordert auch viel Baustoff- und Brennmaterialien, z.B. Eiweiße. Hinzu kommen eventuelle Verluste durch Blutungen und Durchfälle. Auch ein möglicher Mehrbedarf durch Medikamente muss bedacht sein.

Wer jetzt nicht richtig essen mag oder kann, der beobachtet, wie nicht nur das Gewicht purzelt, sondern unter Umständen auch die Muskeln schmaler werden. Auch wenn jemand optisch gut genährt wirkt, so kann er trotzdem mangelernährt sein. Das macht sich vielleicht an einem Eisen- oder Zinkmangel bemerkbar.

Nun geht es aber nicht allen Betroffenen so. Viele haben kaum oder nur sehr wenige Probleme. Dennoch ist es gut, die wichtigsten Nährstoffe (siehe Tabelle auf der hinteren Umschlagklappe) zu kennen und einen Blick darauf zu haben, dass sie im Speiseplan gut vertreten sind.

Eiweiße – Grundbaustoff für Immunzellen

Eiweiße (Proteine) bilden neben den Kohlenhydraten und den Fetten (Lipiden) einen Hauptbestandteil der menschlichen Nahrung. Man unterscheidet tierisches (in Fisch, Fleisch, Milch) und pflanzliches Eiweiß (in Hülsenfrüchten, Getreide und Kartoffeln). Eiweiße sind die Baustoffe des Körpers. Aus ihnen werden Stoffe und Zellen mit unterschiedlichen Funktionen hergestellt (wie Hormone, Enzyme, Muskelzellen, Immunzellen). Die Grundbausteine der Eiweiße sind die sogenannten Aminosäuren. Jedes Eiweiß hat seine ganz eigene Komposition an Aminosäuren. Das ist insofern interessant, als dass wir uns durch die Kombination von unterschiedlichen Eiweißen (aus Milch, Eiern, Getreide und Kartoffeln) hervorragende Aminosäurengemische basteln können (»biologische Wertigkeit«). Der Körper kann einige von diesen biologisch hochwertigen Gemischen besonders gut ausnutzen und verwerten. In Entzündungszeiten, in denen der Bedarf an Eiweißen erhöht ist, lässt sich mit folgenden Kombinationen gut tricksen:

- Hühnerei + Kartoffeln
- Hühnerei + Soja
- Hühnerei + Kuhmilch
- Hühnerei + Weizen(mehl)
- Hühnerei + Mais
- Kuhmilch + Kartoffeln
- Kuhmilch + Roggen(mehl)
- Hirse + Soja

Beispiel: Kartoffelauflauf mit Eiermilch oder Rührei und Kartoffeln

Kalzium – nicht nur wichtig für die Knochen

Kalzium ist im Zusammenspiel mit anderen Nährstoffen für den Knochenstoffwechsel von großer Bedeutung. Ohne Kalzium, aber auch ohne Vitamin D, Vitamin K und einige andere Nährstoffe wäre der Knochen porös. Und ohne Bewegung erst recht! Kalzium wird aber nicht nur für den Knochen benötigt. Der Mineralstoff ist auch für die Erregung von Nerven und Muskeln sowie für die Zellteilung bedeutsam.

Gründe für einen Kalziummangel sind z. B. längere Therapien mit Kortison, ein gleichzeitiger Mangel an Vitamin D oder eine Fettverdauungsstörung (Seite 40).

Übrigens: Ein Kalziummangel bzw. seine Auswirkung lässt sich am besten über eine Knochendichtemessung (sogenannte DXA-Messung) feststellen. Denn bei Blutuntersuchungen ist ein Kalziummangel nicht verlässlich am Laborwert zu erkennen: Sinkt der Kalziumspiegel, weil nicht genug Kalzium zur Verfügung steht, dann mobilisiert der Körper Kalzium aus den Knochen und »schönt« den Blutwert.

Der Blutwert ist gut, die Knochensubstanz nicht unbedingt! Wenn der Kalziumwert im Blut tatsächlich gesunken ist, dann steckt öfter ein Eiweiß- oder Vitamin-D-Mangel dahinter.

Die tägliche Zufuhrempfehlung von Kalzium liegt für eine erwachsene Person bei 1000 mg pro Tag. Bei Betroffenen mit einer chronisch-entzündlichen Darmerkrankung kann der Bedarf individuell erhöht sein (ca. 1200 bis 1500 mg pro Tag).

Optimale Kalziumversorgung

Eine unzureichende Zufuhr über die Nahrung und der erhöhte Verbrauch in Entzündungszeiten können die Kalziumbilanz aus dem Lot bringen. Hier sehen Sie, wie der Kalziumhaushalt gut in Balance bleibt.

- Milch und Milchprodukte sind in jedem Lebensalter die idealen Kalziumlieferanten.
- Verteilen Sie die Kalziumzufuhr zur besseren Ausnutzung über den Tag.
- Eine kalziumreiche Spätmahlzeit (z. B. ein Joghurt) ist besonders wertvoll und schützt vor nächtlichem Knochenabbau.
- Gemüse wie Brokkoli, Fenchel, Kohlrabi und bei guter Verträglichkeit auch Grünkohl und Lauch tragen zur Kalziumversorgung bei.
- Kalzium kann auch getrunken werden: Mineralwässer gelten als kalziumhaltig, wenn der Gehalt an Kalzium höher als 150 mg pro Liter beträgt. Achten Sie auf das Etikett.
- Vitamin D fördert die Kalziumaufnahme. Verzehren Sie darum zweimal pro Woche fettreiche Seefische wie Hering, Lachs, Makrele, Heilbutt, Sardine und Thunfisch.

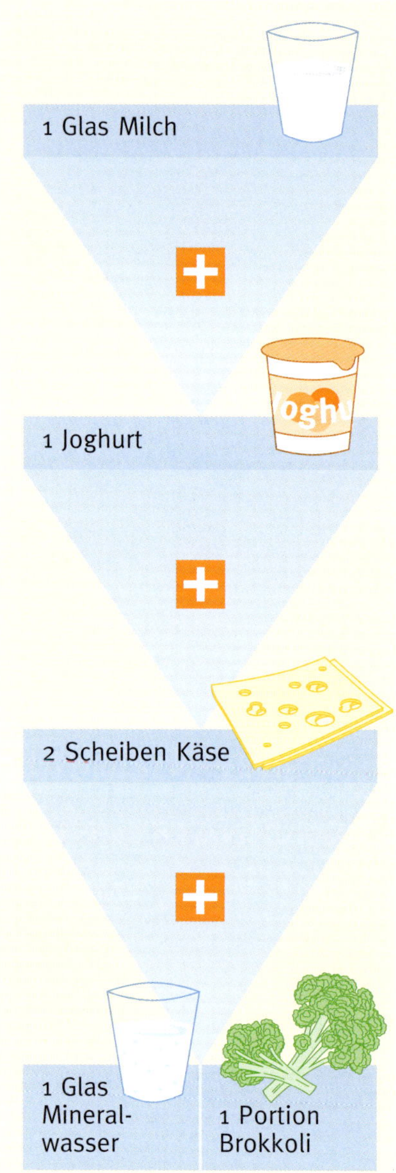

Und zusätzlich bei einem erhöhten Osteoporoserisiko (Knochenschwund):

- Achten Sie auf genügend Bewegung – nicht nur, um die Muskulatur zu kräftigen, sondern auch, um den Knochenaufbau zu stimulieren.
- Vitamin K trägt zur Knochenfestigkeit bei. Verzehren Sie darum gern viel grünes Gemüse.
- Meiden Sie weitere Kalziumräuber wie Kaffee (nicht mehr als 4 Tassen pro Tag), Schwarztee und Rhabarber (Oxalsäure).

Besuchen Sie die **Kalziumtheken** und stellen Sie sich Ihre tägliche Kalziumbilanz von ca. 1000 bis 1200 mg zusammen! Aus der Theke 1 können Sie sich am besten gleich zwei- oder dreimal pro Tag bedienen.

Vier beispielhafte Kombinationen aus den Theken:

- 1 Glas Milch + 2 Scheiben Käse + 1 Portion Gemüse + 1 Joghurt + ½ Liter Mineralwasser = ca. 1150 mg
- 1 Glas Milch + 2 Scheiben Käse + 1 Joghurt + 1 Liter Mineralwasser + 1 EL Sesamsamen = ca. 1200 mg
- 1 Joghurt + 3 EL Parmesan zu Nudeln + 1 Glas Buttermilch + 1 Quarkspeise + 1 Liter Mineralwasser = ca. 1200 mg
- 2 Gläser Milch + 2 Scheiben Käse + 1 Portion Gemüse = ca. 1150 mg Kalzium

Theke 1

Milch und Milchprodukte	Menge	Kalzium in mg
1 Glas Trinkmilch	250 ml	300
1 Glas Buttermilch	250 ml	275
1 Becher Joghurt	150 g	180
1 Scheibe Emmentaler, 45 % Fett i.Tr.	30 g	310
1 Scheibe Gouda, 40 % Fett i.Tr.	30 g	240
1 Scheibe Edamer, 45 % Fett i.Tr.	30 g	200
3 EL Parmesan, gerieben	30 g	240
1 Stück Camembert, 45 % Fett i.Tr.	30 g	150
Quark, 40 % Fett	150 g	140

Theke 2

Gemüse	Menge	Kalzium in mg
1 Portion Brokkoli	200 g	116
1 Portion Fenchel	200 g	218
1 Portion Kohlrabi	200 g	136
1 Portion grüne Bohnen	200 g	112
1 Portion Lauch	200 g	126
1 Portion Grünkohl, fein zerhackt	200 g	420

Theke 3

Sonstiges	Menge	Kalzium in mg
1 Portion Tofu	100 g	130
½ Packung Mozzarella	75 g	302
1 Portion Schafskäse	30 g	135
1 EL Sesam	20 g	148

Theke 4

Mineralwasser	Menge	Kalzium in mg
St. Martin Heilquelle	1 Liter	217
San Pellegrino	1 Liter	208
Luisen Brunnen	1 Liter	344
Gerolsteiner naturell	1 Liter	140
Gerolsteiner medium	1 Liter	348
St. Gero Heilwasser	1 Liter	331
Steinsieker naturell	1 Liter	630

Eisen: wie der Körper die Entzündung austrickst

Eisen ist recht oxidationsfreudig und mischt gerne bei Entzündungen aktiv mit. Das ist vom Körper gar nicht gewünscht und darum zieht er das Eisen mitunter als potenzielles Bakterienfutter aus dem Blut ab und versteckt es in den Eisenspeichern. Pfiffig!

In so einer Situation ließe sich labortechnisch am Eisenwert im Blut (Serumeisen) kein Mangel nachweisen. Wäre dieser erniedrigt, so könnten die Speicher trotzdem ausreichend gefüllt sein. Wichtiger ist es darum, bei einer entsprechenden Laboruntersuchung auch die Speicher für Eisen (Ferritin) nachzufragen.

Da der Bestand an Eisen bei Betroffenen mit chronisch-entzündlicher Darmerkrankung aber durch Blutungen häufiger mal grenzwertig sein kann, ist der mäßige, aber regelmäßige Verzehr von tierischen Produkten empfehlenswert. Hier liegt Eisen in besser verfügbarer Form vor: Kleine Portionen eher dunkler Fleischsorten (Rind, Wild) sind gute Lieferanten. Pflanzliche Eisenangebote sind für den Körper etwas schwieriger aufzunehmen – nichtsdestotrotz können Kürbiskerne (gemahlen), Weizenkeime, Haferflocken, Quinoa, Amaranth, Fenchel oder Petersilie einen guten Beitrag leisten.

Vitamin B: tut Blut und Nerven gut

Das Vitamin B wird bereits im Magen für die Aufnahme in das Blut vorbereitet. Nach einem Transport durch den drei bis sechs Meter langen Dünndarm wird es schließlich im letzten Dünndarmabschnitt (terminales Ileum) durch die Schleimhaut in das Blut resorbiert. Wenn nun der letzte Dünndarmabschnitt entzündet ist oder teilweise operativ entfernt wurde, dann entstehen Versorgungsengpässe. Kein anderer Verdauungsabschnitt kann diesen Ort der Aufnahme für Vitamin B_{12} ersetzen.

Einige Jahre kann sich der Körper zwar aus seinen Reserven bedienen; bleibt die Vitamin-B-Versorgung aber auf Dauer aus, dann entstehen Defizite und entsprechende Mangelsymptome. Zunächst kann sich eine Unterversorgung als Blutbildungsstörung zeigen; im schlimmsten Falle kommt es zu Nervenschädigungen, die sich über Kribbeln und Gangunsicherheiten bis hin zu Lähmungserscheinungen ausdrücken können. Fehlt das terminale Ileum als Resorptionsfläche, dann macht eine Aufsättigung des Vitamin-B-Haushalts über Nährstoffpräparate in Tablettenform wenig Sinn. In diesem Fall muss eine Ergänzung direkt in den Organismus über Injektionen (Spritzen) erfolgen. Eine regelmäßige Kontrolle und ein Zuführen des Vitamin B sind im Verlauf dringend zu empfehlen. Da auch einige Medikamente bei chronisch-entzündlicher Darmerkrankung einen B-Mehrbedarf bewirken, sollten Sie hier vorsorgen. Bei einem gesunden letzten Dünndarmabschnitt nehmen Sie den Tagesbedarf von 3 µg auf mit

- 100 g Rindfleisch bzw. 100 g Lammfleisch oder
- 25 g Hering oder 30 g Makrele oder 90 g Seelachs oder
- mit 3 Eiern.

Folsäure: reichlich in grünem Gemüse

»Folat« ist die korrekte Bezeichnung für die mit der Nahrung aufgenommene Folsäure. Das Vitamin Folat ist für den Menschen unverzichtbar, leider ist die Versorgung in der Gesamtbevölkerung aber nur unzureichend. Folat ist an einer Vielzahl von Stoffwechselvorgängen beteiligt und besonders wichtig für Wachstumsprozesse. Nimmt der Körper zu wenig von diesem Vitamin auf, können die Stoffwechselvorgänge nicht optimal ablaufen. Gerade für die Regeneration der Schleimhäute ist eine ausreichende Folatversorgung wichtig! Krankheitssymptome wie Blutarmut, zunehmende Verdauungsstörungen und Veränderungen an den Schleimhäuten können die späteren Folgen sein. Wer hier gut gerüstet sein will, der sollte viel Grün (wie Feldsalat, Spinat und Brokkoli) auf den Teller bringen. Und auch Weizenkeime sind kleine Folatbomben.

Zink – biologischer Tausendsassa

Zink hat eine wichtige Bedeutung für die Verdauung, die Fortpflanzung und für das Wachstum. Für Betroffene mit chronisch-entzündlicher Darmerkrankung ist vor allem die bessere Wundheilung bei ausreichender Zinkversorgung zu nennen! Zinkmangelzustände machen sich gern an der Haut und vor allem an den Schleimhäuten bemerkbar. So kann ein typischer Ausdruck die schuppige, auch pustulöse Hautreizung im Nasen-Lippen-Dreieck sein. Mitunter können sich Durchfallbeschwerden bei Zinkmangel verstärken.

Mit 110 g Corned Beef oder 130 g Hartkäse ist der normale Tagesbedarf gedeckt. Denken Sie in Schubzeiten an eine Extraportion: z. B. durch Nussmus oder Haferflocken. Bei einer Einnahme von Zinktabletten sollten die Empfehlungen für die Dosierung und Einnahmedauer eingehalten werden, da eine zu hohe und zu lange Zinkzufuhr den Kupfer- und Eisenstoffwechsel stören kann.

Magnesium: stimmt Muskeln sanft

Viele haben es schon einmal erlebt: ein Wadenkrampf. Oft steckt ein Magnesiummangel dahinter. Sinkt nämlich der Magnesiumwert im Blut, dann steigt die Erregbarkeit von Muskeln und Nerven. Auch Missempfindungen wie Kribbeln können ein Ausdruck sein.

Durchfall ist die häufigste Ursache für einen Mangel bei chronisch-entzündlicher Darmerkrankung. Wird ein Mangel über Magnesiumpräparate in Tabletten- oder Pulverform ausgeglichen, dann darf die Dosierung nicht zu hoch gewählt sein, weil auch diese wieder zu Durchfällen führen könnte. Auf den Tagesbedarf kommen Sie nur, wenn Sie mischen: am besten über eine Kombination von Sonnenblumenkernen, Nüssen, Sojabohnen, Spinat und Hülsenfrüchten – die Verträglichkeit vorausgesetzt!

Kalium: wichtig für Herz und Muskulatur

Bei Durchfall kann der Kaliumverlust ausgeprägt sein. Darum sollte bei anhaltenden Durchfällen mit einer hohen Stuhlfrequenz und einer flüssigen Stuhlkonsistenz der Kaliumhaushalt im Blut überprüft werden. Bananen stehen bei Durchfallphasen hoch im Kurs: Sie festigen den Stuhl und liefern gleichzeitig Kalium. Dabei »dicken« sie den Stuhl am besten ein, wenn sie zerdrückt und schaumig geschlagen werden. Gemüse und Feldsalat sind ebenfalls gute Quellen. Dabei ist die rohe Variante immer kaliumreicher, da viel von diesem wertvollen Mineralstoff mit dem Kochwasser verloren geht!

Vitamin D: Multitalent mit Schutzschildfunktion

Das Vitamin D ist als »Sonnenvitamin« ganz aktuell. Wir tanken mehr Vitamin D über die Sonne als über die Nahrung. Tatsächlich ist der Körper in der Lage, durch UV-Einstrahlung das Vitamin selbst herzustellen. Nun scheint aber die Sonne nicht das ganze Jahr intensiv genug und so mag es kaum verwundern, dass wir im Winter einen vergleichsweise niedrigen Vitamin-D-Spiegel haben. Wissenschaftliche Fachgruppen diskutieren derzeit hitzig, ob die jetzigen Zufuhrempfehlungen überhaupt ausreichen. Zumal die Auswertung zahlreicher Studien ergeben hat, dass eine gute Vitamin-D-Versorgung das Risiko für viele Erkrankungen senkt: Vitamin D ist nicht nur für den Knochenstoffwechsel entscheidend, es spielt auch eine Rolle im Immunsystem und soll wie eine Art Schutzschild bei Krebs und Herz-Kreislauf-Erkrankungen wirken.

Allein über die Nahrung lassen sich die Sollwerte nach derzeitigen Empfehlungen nicht erreichen. Daher wird eine Bestimmung des Vitamin D (25-OH) im Serum empfohlen und gegebenenfalls eine Ergänzung der Zufuhr über Tabletten angestrebt. Fettreiche Fische wie Hering,

Sardinen und Lachs sowie Eier und Pilze sind gute, aber unzureichende Lieferanten von Vitamin D. Sonne auf viel freier Hautoberfläche, hauttypentsprechend und ohne die Haut zu reizen, wäre hier ein idealer Garant für eine effektive Vitamin-D-Versorgung. Aber Vorsicht: CED-Betroffene unter einer immunsuppressiven Therapie müssen sich wegen eines erhöhten Hautkrebsrisikos besonders vor der Sonne schützen. Fragen Sie darum Ihren Facharzt, wie die Vitamin-D-Versorgung (z. B. durch Substitution) am besten zu sichern ist.

Erste Hilfe bei typischen Symptomen

Wahrscheinlich haben Sie auch schon die leidvolle Erfahrung gemacht: Bei chronisch-entzündlichen Darmerkrankungen können neben Durchfall und Blähungen auch Bauchschmerzen und andere Beschwerden auftreten. Wie Sie die einzelnen Symptome lindern können, lesen Sie in diesem Kapitel.

Beobachten Sie sich einmal beim Essen. Kauen Sie gut und gründlich? Wenn nicht, dann stellen Sie sich vor, wie große »Bruchstücke« des Verspeisten in den Magen geraten und dort aufwendig hin und her gewälzt werden müssen, damit ein Brei entsteht, der die nächste Verdauungsstation Dünndarm passieren kann. Im Dünndarm sollen die Nährstoffe schließlich flüssig verdaut und ins Blut aufgenommen werden. Was für eine Arbeit! Darum helfen Sie mit und denken Sie an das Motto: »Gut gekaut ist halb verdaut!«

Durchfall – als würde der Darm weinen

Durchfall definiert jeder anders. Der eine spricht von Durchfall, wenn er nur einmal pro Tag zur Toilette geht, aber einen sehr breiigen bis dünnflüssigen Stuhlgang hat. Der andere versteht unter Durchfall die mehr als 10-mal pro Tag getätigten Gänge zur Toilette. Medizinisch ist von Durchfall erst dann die Rede, wenn pro Tag mehr als drei breiig-flüssige Stuhlgänge erfolgen.

Der Darm läuft auf Hochtouren. Gerade von der Toilette zurückgekehrt, überkommt einen das Gefühl, man müsse schon wieder. Ähnlich wie bei einer Magen-Darm-Grippe fühlt man sich in Toilettennähe am sichersten. Wer betroffen ist, der verlässt nicht gerne das Haus. Wenn sich das aber nicht umgehen lässt, dann steht nicht nur der Darm, sondern auch der Kopf unter Stress. Wer unter Durchfall leidet, der kennt persönlich abgesteckte Toilettenrouten, z. B. auf dem Weg zur Arbeit.

Spätestens bei lang andauerndem Durchfall sollten Betroffene mit chronisch-entzündlicher Darmerkrankung eine begleitende Verdauungsstörung (Laktoseunverträglichkeit, Fruchtzuckerunverträglichkeit oder Fettverdauungsstörung) abklären lassen. Nicht selten kann sich hier ein deutlicher Verstärker der Symptome verbergen.

Zudem gibt es eine Reihe von Tricks, wie man den Körper davor schützen kann, zu viel Flüssigkeit und damit zu viele Mineralstoffe wie Natrium, Kalium und Magnesium zu verlieren. Auf keinen Fall sollten Sie weniger trinken vielleicht in der Annahme, der Durchfall könnte sich dadurch beruhigen. Trinken ist eines der obersten Gebote. Damit aber die Flüssigkeit nicht wie durch ein Wasserrohr hindurchrauscht, sondern auch eine Chance hat, vom Darm ins Blut transportiert zu werden, kann man mit einem Gemisch aus Salz und Zucker ein wenig nachhelfen.

Steuerelemente bei Durchfall

Hier einige Teesorten, die – abgesehen von schwarzem Tee – am besten nur als Heiltee bei stärkerem Durchfall getrunken werden sollten. Sie enthalten Gerbstoffe (wie Tannin), die stopfend wirken:

- schwacher schwarzer Tee (länger ziehen lassen)
- Mäusekleetee, Brombeerblättertee

- Heidelbeertee (aus getrockneten Heidelbeeren)
- Gänsefingerkrauttee (nicht bei sehr empfindlichem Magen)

Auch flüssigkeitsbindende Hausmittel haben sich bei Durchfall bewährt:

- Karottensuppe (nach Moro): 500 g Karotten werden in Würfel geschnitten, in 1 Liter Wasser 1 Stunde gekocht und mit dem Kochwasser püriert. Das Ganze auf 1 Liter auffüllen und mit 3 g Salz abschmecken. In kleinen Portionen über den Tag verzehren.
- Reisschleim: 3 gehäufte Teelöffel Reisflocken mit 100 ml abgekochtem Wasser verrühren und eine kleine Prise Salz hinzufügen.
- geriebener Apfel: Reiben Sie einen kleinen reifen Apfel und lassen Sie diesen an der Luft bräunlich werden. Dann in kleinen Portionen verzehren. Äpfel enthalten die leicht wasserbindende Substanz Pektin.
- pürierte Banane: Eine Banane (ca. 300 g) mit einer Gabel zerdrücken und anschließend schaumig schlagen. Eventuell kann die Masse mit einem Zwieback vermengt werden.

Wer es noch einfacher haben möchte, verwendet kommerzielle Produkte aus Reformhaus und Apotheke:

- Karottenreisschleim Bessau instant (Firma Töpfer)
- Rohapfelpräparat Aplona

Prüfen Sie Ihr Essverhalten

- Nehmen Sie die Mahlzeiten in einer möglichst ruhigen und entspannten Atmosphäre ein.
- Meiden Sie die Extreme: nicht zu kalt und nicht zu heiß, nicht zu süß und nicht zu fett, nicht zu salzig und nicht zu scharf.
- Probieren Sie, ob Ihnen drei größere oder fünf bis sechs kleinere Mahlzeiten besser bekommen. Es gibt keine verbindlichen Vorgaben. Jeder Bauch benötigt etwas anderes.
- Die einzelnen Mahlzeiten sollten nicht zu opulent ausfallen.
- Trinken Sie besser vor oder nach, aber nicht während des Essens.
- Es ist zwar etwas ungesellig, aber reden Sie nicht zu viel beim Essen!

Zum Ausgleich von Flüssigkeits- und Mineralstoffverlusten geeignet:

- gesalzene Brühe
- Bananen- oder Aprikosensaft im Verhältnis 1 : 3 mit stillem Wasser verdünnen. Bananen und Aprikose enthalten viel Kalium.
- WHO-Trinklösung für Erwachsene selbst hergestellt: 1 l frisch abgekochtes Trinkwasser, 40 g (8–10 TL) (Trauben-)Zucker, 1 TL Kochsalz, ½ TL Backpulver (enthält Kalium). Alle Zutaten im Wasser auflösen und in einem geschlossenen Behälter abkühlen lassen.
- kommerzielle Produkte aus der Apotheke: Elotrans, Saltadol, Oralpädon u. a. (leicht unterschiedliche Zusammensetzung).

Von der bekannten Kombination »Salzstangen und Cola« raten wir ab. Der hohe Zucker-, Koffein- und Kohlensäuregehalt ist bei chronisch-entzündlicher Darmerkrankung wenig zuträglich.

Wenn der Bauch zum Blasebalg wird

Steckt zu viel Luft im Bauch fest (Blähungen), dann kann das unangenehm sein. Gut ist es hingegen, wenn man »Luft ablassen« kann (Flatulenz). Das entspannt den Bauch und senkt den Druck. Übelkeit, Völlegefühl und Brustenge verschwinden langsam. Leider ist das nicht immer möglich. Man möchte zwar gerne, aber man kann nicht, weil z. B. die Kollegen mit im Büroraum sitzen. In solchen Fällen ist es gut, wenn Blähungen erst gar nicht entstehen.

Dazu können Sie eine Menge beitragen. Überprüfen Sie sich selbst:

- Trinken Sie häufig Flüssigkeiten mit einem hohen Kohlensäuregehalt wie Mineralwasser, Limonaden, Colagetränke und Bier? Wenn ja, dann sollten Sie diese Getränke reduzieren und beim Mineralwasser zu »stillen« bzw. »Medium«-Varianten wechseln!
- Zählt das Kauen von zuckerfreien Kaugummis oder das Lutschen von zuckerfreien Bonbons und Pastillen zu Ihren Gewohnheiten? Wenn ja, dann sollten Sie die Zufuhrmenge deutlich reduzieren bzw. diese Gewohnheit (vorübergehend) aussetzen. Die in diesen Produkten enthaltenen Zuckeraustauschstoffe können Blähungen und Durchfall hervorrufen.
- Sind Sie ein Süßmäulchen? Wenn ja, dann schränken Sie den Zuckeranteil deutlich ein. Viele Betroffene profitieren von dieser Maßnahme auffallend gut.
- Hülsenfrüchte, Kohl, Zwiebeln, frisches grobes Vollkornbrot, sehr fette Speisen (Paniertes, Frittiertes), Geräuchertes sowie größere Mengen Rohkost – stehen diese Lebensmittel häufig auf Ihrem Speiseplan? Verzichten Sie für eine Zeit darauf und beobachten Sie, ob mehr Ruhe in den Bauch kommt.
- Essen Sie hastig und reden Sie oft beim Essen? Essen Sie lieber langsam und auch schweigsamer. Dann verschlucken Sie nicht so viel Luft.
- Ist Ihnen aufgefallen, dass Sie an Tagen, an denen Sie viel reden mussten, einen abendlichen Blähbauch hatten? Dann liegt das vermutlich auch am Luftschlucken. Man nennt dieses Phänomen Aerophagie.
- Haben Sie viel Luft im Bauch und müssen gleichzeitig (beruflich) viel sitzen? Das harmoniert natürlich überhaupt nicht miteinander. Kommen Sie in Bewegung, dann kommt auch der Darm in Bewegung. Das befördert die Gase weiter und kann sehr befreiend sein. Also nach dem Mittagstisch am besten einen zügigen Spaziergang um den Block machen.
- Haben Sie manchmal so viel Luft im Bauch, dass Sie das Gefühl haben, die Gase stehen Ihnen bis unter den Hals und machen die Brust eng? Sorgen Sie in diesen Momenten auf jeden Fall für lockere Kleidung. Besser eine Stretchjeans als ein eng geschnürter Gürtel um die Taille. Und beobachten Sie auch einmal Ihre Sitzhaltung, z. B. beim Autofahren. Auch hier kann der Taillenbereich unangenehm eingeschnürt sein.
- Wie besänftigen Sie die Blähungen? Am besten legen Sie sich entspannt hin, geben dem Bauch wohlige Wärme von außen (Wärmflasche) und streichen sanft mit dem Handballen im Uhrzeigersinn kreisförmig über den unteren Bauch. So, als wollten Sie die Gase Richtung Ausgang befördern. Wer es mag, der kann sich auch in Bauchlage begeben. Das ist oft genauso wohltuend wie Teesorten (Anis, Fenchel, Kümmel) mit einer entkrampfenden Wirkung.
- Kommen vielleicht Verdauungsstörungen als Verursacher infrage? Möglich ist es, denn wenn Blähungen häufig und sehr stark auftreten, dann sollte diagnostisch nachgefragt werden. Über die Durchführung eines Wasserstoffatemtests können einige typische Verdauungsstörungen überprüft werden.

Natürlich ist es am besten, wenn der Auslöser für die Blähungsbeschwerden erkannt und gemieden wird. Solange dies nicht der Fall ist, können Sie starke Blähungsbeschwerden vorübergehend besser in den Griff bekommen, indem Sie sogenannte Entschäumer (Simethicon und Dimeticon) aus der Apotheke nutzen. Auch krampflösende Medikamente können in schlimmen Fällen zur Erleichterung beitragen. Sprechen Sie Ihren behandelnden Arzt an.

Wenn Sie Schmerzen haben

Schmerzen können verschiedene Ursachen haben und müssen immer medizinisch hinterfragt werden. Ausdruck und Intensität von Schmerzen werden von Person zu

Person unterschiedlich wahrgenommen. So kann sich Schmerz z. B. stechend, krampfend oder drückend zeigen. Und er kann als diffus oder lokal angegeben werden. Ist die Ursache der Schmerzen erkannt, dann besteht eventuell auch eine Möglichkeit, über die Ernährung Einfluss zu nehmen. Beispielsweise können Blähungen für starke Bauchkrämpfe sorgen. Oder auch Stenosen (das sind Verengungen, die durch entzündlich geschwollene Schleimhäute oder durch narbig abgeheilte Wundflächen entstehen) können den Nahrungs- bzw. Stuhlbrei so behindern, dass sich das Aufgestaute durch starken Druckschmerz bemerkbar macht und vielleicht auch am Bauch tastbar ist (S. 42). Hier ist auf jeden Fall der Arzt aufzusuchen.

Ein Blick in die Toilette – Blut im Stuhl?

Wer Blutbeimengungen im Stuhl hat, der kennt das (anstrengende) Spiel: Nach fast jedem Toilettengang wird geprüft, ob Blut im Stuhl ist. Wenn dies der Fall ist, was kann man dann ernährungstechnisch tun? Auf diese Frage gibt es keine wissenschaftlich abgesicherte Antwort. Aber Erfahrungen aus der Praxis zeigen, dass eine Ernährung, die vorübergehend arm an Rohkost, körnigen Vollkornprodukten, Nüssen, Samen und Körnern ist, zur (mechanischen) Beruhigung der Wundflächen beitragen kann. Auch konzentrierte Tomatenprodukte, scharfe Speisen sowie Alkohol werden oft nicht gut vertragen. Die Lebensmittel aus der Phase 3 bieten hier eine gute und erprobte Auswahl!

Ernährung bei besonderen Problemen

Es gibt ein paar Stolpersteine im Essalltag, die Sie leicht umgehen können, wenn Sie wissen, worauf es ankommt. Beispielsweise kann eine Milchzuckerunverträglichkeit die Beschwerden unnötig verstärken – und auch bei einer Fettunverträglichkeit im Rahmen Ihrer Darmerkrankung können Sie wirkungsvoll gegensteuern.

Man kann sich leicht vorstellen, dass ein entzündeter Darm seiner Verdauungsfunktion nicht immer gerecht wird. Alles, was der Darm nicht wie üblich verwerten kann, geht ihm meist in die Toilette verloren. Und auf dem Weg dahin – nämlich durch den Dickdarm – können unverdaute Substanzen noch richtig für Unruhe sorgen. Zu einem Zeitpunkt, da der Körper mehr als sonst benötigt, können gestörte Verdauung und schlechte Ausnutzung der Nahrung nicht nur zu verstärkten Beschwerden, sondern auch zu Mangelzuständen führen.

Bauchtipps in Kürze

Wussten Sie schon, dass

- Tiefkühlgemüse oft besser verträglich ist als frisches Gemüse? Das Verfahren des Blanchierens und Schockgefrierens verändert die Eiweißstrukturen von Gemüse in positiver Weise.
- Espresso oft besser verträglich ist als Filterkaffee? Die kürzere Kontaktzeit bei der Espressozubereitung und der hohe Druck lassen weniger Säuren und Reizstoffe aus den Kaffeebohnen ins Getränk wandern.
- Aufgewärmtes von »Bauchpatienten« oft nicht gut vertragen wird?
- die Stiele von Blumenkohl und Brokkoli meist unbekömmlich sind? Verwenden Sie Tiefkühlgemüse oder nur die jungen Röschen.
- Hülsenfrüchte und einige Kohlgemüse Verbascose und Stachyose enthalten? Für diese Mehrfachzucker (Oligosaccharide aus der Gruppe der Kohlenhydrate) haben wir kein Enzymsystem, das die Blähungsneigung beim Verzehr dieser Lebensmittel erklärt.

Bitte eine Portion Kalorien extra

Wenn Sie Untergewicht haben, empfiehlt es sich, die schonende Ernährung mit diätetischen Produkten anzureichern. So können Sie den Energie- und Nährstoffbedarf besser decken. Getränke, Suppen und Breikost können vorsichtig durch hochwertige Fette (z.B. Rapsöl) aufgewertet werden. Und auch die bereits erwähnten Trinknahrungen (sogenannte bilanzierte Formeldiäten, »Astronautenkost«) liefern hier zusätzliche Kalorien und Nährstoffe in flüssiger Form. Die verordnungsfähigen Trinknahrungen sollten Sie in Absprache mit Ihrem Arzt und/oder der Ernährungstherapeutin verwenden. Achten Sie auf die Dosierungsempfehlungen der Hersteller, denn ein Zuviel des Guten kann wegen der erhöhten Konzentration zu Durchfällen führen.

Sorbit und seine Freunde

Kauen Sie gerne Kaugummi oder lutschen Sie öfters zuckerfreie Bonbons bzw. Pastillen? Sicher denken Sie, dass der fehlende Zuckeranteil hier nicht schaden kann. Leider doch! Der Zucker wird durch Zuckeraustauschstoffe wie Xylit, Sorbit, Lactit, Mannit, Maltit und Isomalt ersetzt. Die können bei »höheren Verzehrmengen eine abführende Wirkung« haben. In einer empfindlichen Bauchphase raten wir zum vollständigen Verzicht. Wenn es nicht anders geht, dann lieber ein Bonbon oder Kaugummi mit normalem Zucker.

Störenfriede: Laktose, Fruktose und Sorbit

Diese Zucker können es in sich haben: Sie sind die häufigsten Verursacher von Nahrungsmittelunverträglichkeiten. Zum einen sind wir genetisch für die Verdauung dieser Zucker teilweise gar nicht ausgerüstet, zum anderen setzt die Ernährungsindustrie zunehmend erhebliche Mengen solcher Zucker in der Lebensmittelherstellung ein.

Alle drei Verdauungsstörungen (Laktose, Fruktose und Sorbit) lassen sich über einen Wasserstoffatemtest diagnostisch in Erfahrung bringen. Der Wasserstoffatemtest – von Fachleuten auch als Wasserstoffexhalationstest bezeichnet – ist eine einfache und wenig belastende Untersuchung. Durch die Nutzung verschiedener Testsubstanzen (wie Laktose, Fruktose, Sorbit, Glukose) erlaubt das Testverfahren Rückschlüsse auf unterschiedliche Verdauungsstörungen im Dünndarm.

Patienten geben vor Untersuchungsbeginn eine erste Atemprobe an, trinken im Anschluss eine Testlösung und liefern im Verlauf regelmäßig weitere Atemproben ab. In der Atemluft werden Wasserstoffgase gemessen, die sich dort nur dann in höheren Konzentrationen anreichern können, wenn die Testlösung nicht ordnungsgemäß im Dünndarm verdaut, sondern im Dickdarm von Darmflorabakterien zu Wasserstoff und anderen Produkten abgebaut wurde.

Wenn Milchprodukte Ärger machen ...

Einige »Bauchpatienten« vertragen Laktose schlecht – oft auch nur vorübergehend. Laktose ist der chemische Begriff für das Doppelmolekül Milchzucker. Kann dieser entzündungsbedingt oder aufgrund einer zu raschen Darmpassage nicht von Enzymen aus der Schleimhaut des Dünndarms in Einzelbausteine zerlegt werden, dann wandert er weiter in den Dickdarm und wird dort von Bakterien der ansässigen Darmflora zersetzt. Für die Bakterien prima, für den Betroffenen nicht. Blähungen, Völlegefühl und Durchfall können die Folgen dieser Fehlverdauung sein. Vorsichtshalber können Milchprodukte während der Schonkostphase durch laktosearme Produkte ausgetauscht werden. Die Laktoseintoleranz ist nicht zu verwechseln mit einer IgE-vermittelten Milcheiweißallergie. Letztere ist keine Verdauungsstörung, sondern eine immunologische Reaktion, die im Erwachsenenalter vergleichsweise selten auftritt.

Essen bei Laktoseintoleranz

Folgende Lebensmittel sollten Sie meiden:

- Milch (alle Fettstufen) von Säugetieren, z. B. von Kuh, Schaf, Ziege, Stute
- alle aus Milch oder Milchpulver hergestellten Produkte wie Milchmixgetränke, Puddings, Kakao, Süßspeisen mit Milch, Dessertcremes mit Milch, Grießbrei mit Milch, Getränke auf Molkebasis, Molkepulver, Eiweißkonzentrate (z. B. Sportlernahrung)
- Kondensmilch (alle Fettstufen), Sahne, Kaffeeweißer auf Milchbasis, Trockenmilchpulver
- gesäuerte Milchprodukte wie Dickmilch, Buttermilch, Kefir, Joghurt (auch mit Früchten), Quark, Schmand, Crème fraîche, süße und saure Sahne
- Kochkäse, Hüttenkäse, Schmelzkäse, Sauermilchkäse, Käsezubereitungen (aber: Hart-, Schnitt- und viele Weichkäse hingegen enthalten nur sehr geringe Mengen an Laktose)
- Milchspeiseeis, Milchschokolade, Nougat, Sahne- und Karamellbonbons, Nuss-Nougat-Creme, Pralinen, diverse Riegel, Füllungen von Süßigkeiten etc.
- Fertigprodukte, denen Milchzucker zugesetzt wurden, z. B. Instanterzeugnisse wie Kartoffelpüreepulver oder Cremesuppen, komplette Fertigmenüs, Sahnesoßen, fertige Salatsoßen; auch tiefgefrorene Fleisch- und Gemüsezubereitungen können Milchzucker enthalten
- Brühwürste, Leberwurst, Wurstkonserven, kalorienreduzierte Wurstsorten
- einige Knäckebrotsorten, Milchbrötchen, Kuchen, Kekse, Kräcker, Brot- und Kuchenbackmischungen, Müslimischungen
- Säuglingsmilchnahrung

Folgende Lebensmittel können Sie meist problemlos verzehren:

- Butter und Hartkäse aus dem Normalsortiment
- spezielle laktosefreie Milchprodukte aus Supermärkten und Reformhäusern
- Hafer- und Reisdrink (kalziumangereichert)
- Kokos- und Mandeldrink (aus weißem Mandelmus und Wasser)
- Sojadrink und Sojaprodukte (kalziumangereichert)

Bauchgrummeln durch zu viel Apfelmus?

Obst ist gesund und als Kompott auch ein leicht verdaulicher Bestandteil der Schonkost. Aber Vorsicht! Wir Menschen haben ein ganz natürliches Aufnahmelimit für Fruchtzucker im Darm. Schon bei 35 g pro Stunde können bei jedermann und jederfrau Verdauungsprobleme auftreten. Darum bitte generell nicht zu viel Apfel- oder Birnenmus und auch keine konzentrierten Säfte in großen Mengen. Während der Schonkostphase Säfte vorsichtshalber stark verdünnt mit Wasser trinken und Obst (außer Banane) über den Tag verteilt zu einer anderen Mahlzeit verzehren. Auch die Kombination mit einem Milchprodukt (z. B. als Nachspeise) kann die Bekömmlichkeit verbessern.

Wenn es dem Körper an Eiweiß fehlt

Der Bedarf an Eiweiß ist in Entzündungszeiten deutlich erhöht. Warum? Immunzellen bestehen aus Eiweiß. Sind viele aktiv, müssen auch viele aus Eiweiß hergestellt werden.

Zudem »schwitzen« entzündete Schleimhäute Eiweißsekrete aus, die mit dem Stuhl verloren gehen. Auch diese verloren gegangenen Eiweiße müssen nachproduziert werden.

Wenn der Körper nicht genug Eiweiß für den Entzündungsvorgang bereitstellen kann, dann verwendet er dafür aus der Not heraus auch sogenannte Funktionseiweiße – Eiweiße, die eigentlich ganz andere Aufgaben haben. Zum Beispiel das Muskeleiweiß. Oder die Albumine, eine Eiweißgruppe, die für den Transport von Nährstoffen und Wasser im Blut zuständig ist. Werden Albumine zur Entzündung abgeordert, dann fehlen sie als Fuhrunternehmen im Blut. Wasser und Nährstoffe (wie Kalzium) können nicht mehr ordnungsgemäß abgeholt und befördert werden. Wasseransammlungen verbleiben dann im Gewebe und zeigen sich – meist im Bereich des Knöchels – als sogenannte Ödeme. Der Baustoff Eiweiß spielt somit eine bedeutende Rolle. Dauert eine Entzündung länger an, dann empfehlen wir eine ärztliche Kontrolle des Eiweißhaushalts im Blut.

Über Essen und Trinken lässt sich eine ausreichende und gute Zufuhr hervorragend meistern. Ganz verschiedene Lebensmitteln sind gute Eiweißlieferanten:

- Fisch
- Fleisch
- Milch und Milchprodukte
- Sojaprodukte
- verträgliche Hülsenfrüchte, z.B. rote Linsen

Wer nicht viel essen kann oder mag, der kann sich eine hochwertige Eiweißkombination aus einer Mischung von eiweißhaltigen Lebensmitteln selbst zusammenstellen. Die tierischen und pflanzlichen Eiweißlieferanten haben jeder für sich eine ganz eigene Zusammensetzung von Eiweißbausteinen: die Aminosäuren. Kombiniert man nun zwei unterschiedliche Lieferanten, dann ergänzen sich die Aminosäurenanteile so optimal, dass der Körper diese besonders gute Qualität von Eiweiß perfekt ausnutzen kann. Man spricht von biologischer Hochwertigkeit der Proteine. An erster Stelle eines solchen Supereiweißes steht die Mischung von Kartoffeln und Ei, also Kartoffelpüree mit Rührei, Kartoffelomelett oder – etwas fetthaltiger – das Bauernfrühstück. Auch mit folgenden Speisen bringen Sie das Supereiweiß auf Ihren Teller:

- Gemüseauflauf mit Kartoffeln in aufgestockter Eiermilch
- Kartoffeln mit Rührei und Spinat
- Bratkartoffeln (wenig Fett) mit Spiegelei

Weitere hochwertige Lebensmittelkombinationen sind:

- Kartoffeln mit Milchprodukten: z.B. Kartoffeln mit Quark (und etwas Leinöl)
- Getreide mit Ei: z.B. Eierkuchen, Brot mit Ei
- Getreide mit Milchprodukten: z.B. feines Müsli mit Milch oder Joghurt, Brot mit Käse
- Eischnee unter Speisen rühren
- Suppen mit einem Ei legieren oder durch Eierstich aufwerten
- eine süße Variante: Baiser

In schweren Einzelfällen empfiehlt sich die Einnahme eines Eiweißkonzentrats (nur bei laborchemisch nachgewiesenem Mangel und in Rücksprache mit dem Arzt), z.B. Protein 88. Hinweis: Eiweißkonzentrate sollten nicht über einen längeren Zeitraum (Monate) in größeren Mengen eingenommen werden, da sie die Ausscheidung von Kalzium fördern!

Wenn das Eisen für die Blutbildung ausgeht

Die meisten haben schon einmal gehört, dass ein Eisenmangel zu Blutarmut führen kann. Eisen ist nämlich ein wichtiger Bestandteil der roten Blutkörperchen, genauer gesagt des roten Blutfarbstoffs. Wem es an Eisen mangelt, der merkt das auch körperlich: Er ist schnell müde, beim Treppensteigen kann einem die Puste ausgehen, der Appetit lässt etwas nach und an den Mundwinkeln treten vielleicht kleine Einrisse (Rhagaden) auf. Außerdem können

Kopfschmerzen und Schwindel verstärkt auftreten. Den Eisenverlust erleidet der Körper durch eine gestörte Aufnahme im Darm oder durch Blutverluste im Stuhl. Zwar sind die Blutverluste über den Darm nicht unbedingt hoch, aber wenn über eine längere Zeit immer wieder Blut verloren geht, dann kann sich das in der Gesamtbilanz des Eisenhaushalts doch bemerkbar machen.

Ergänzende Eisenpräparate in Form von Tabletten oder Tropfen gibt man nicht gerne in akuten Entzündungsphasen. Davon abgesehen sind Eisenpräparate auch nicht immer gut verträglich. Wenn allerdings ein schwerer Mangel an Eisen festgestellt wird und die Eisenspeicher bereits entleert sind, dann ist eine direkte Gabe von Eisen über eine Infusion ins Blut die Therapie der Wahl. Durch die Ernährung könnte man zu diesem Zeitpunkt wenig Ausgleich schaffen. Aber bei leichten Mangelzuständen und auch zur Vorbeugung gibt es sinnvolle Ernährungsmaßnahmen. Zum Beispiel wirkt sich Folgendes günstig auf die Eisenaufnahme aus:

- Unser Körper kann Eisen aus tierischer Nahrung besser aufnehmen als aus pflanzlicher, daher ist Fleisch eine wichtige Eisenquelle.
- Die Eisenaufnahme wird durch die gleichzeitige Anwesenheit von Vitamin C gefördert. Darum zu einer eisenhaltigen Speise immer gerne ein Stück Obst oder einen verdünnten Obstsaft verzehren.

Aufgepasst – zu den Bremsklötzen bei der Eisenaufnahme zählen:

- Phytinsäure in Vollkorngetreide und manchen Hülsenfrüchten
- Gerbstoffe in Kaffee und schwarzem Tee
- größere Mengen an Ballaststoffen
- Oxalsäure wie z. B. in Rhabarber

Wenn Gallensäuren den falschen Weg nehmen

Gallensäuren werden für die Fettverdauung benötigt. Gelangen Fette aus dem Magen in den oberen Dünndarm, dann gibt es ein Signal an die Gallenblase, die dort gespeicherten Gallensäuren über den Gallengang in den Dünndarm zu schicken. Im Dünndarm angekommen, bereiten die Gallensäuren die Nahrungsfette so auf, dass fettspaltende Enzyme aus der Bauchspeicheldrüse die Fette zerlegen können.

Haben die Gallensäuren ihre Arbeit getan, dann holt sich der Körper den größten Teil dieser Verdauungsmitarbeiter im letzten Dünndarmabschnitt, dem terminalen Ileum, zurück und speichert sie erneut in der Gallenblase. Ein klug durchdachtes Recyclingsystem der Körpers.

Nun kann es aber bei Personen mit chronisch-entzündlicher Darmerkrankung am Ort der Rückresorption häufiger Entzündungen geben. Sind diese sehr ausgeprägt oder ist womöglich ein Teil des letzten Dünndarmabschnitts bei einer früheren Operation entfernt worden, dann klappt dieses Recyceln nur eingeschränkt und ein Teil der Gallensäuren gelangt in den Dickdarm und geht schließlich verloren.

Der Dickdarm ist mit einer solchen säuerlichen Überflutung durch Gallensäuren überfordert, zumal die Säuren auch noch die Dickdarmarbeit der Wasseraufnahme aus dem Speisebrei empfindlich stören. Die Folgen sind Durchfälle.

Wenn auf Dauer Gallensäuren verloren gehen, dann kann die Leber, die diese Säuren produziert, den Verlust nicht mehr durch Mehrproduktion ausgleichen. Es entsteht ein Mangel an Gallensäuren, doch Fette sind weiterhin jeden Tag in der Nahrung und zu verdauen. Kommen aber keine Gallensäuren zur Vorbereitung der Fettverdauung, dann können auch fettspaltende Enzyme nicht aktiv werden. Die Fettverdauung ist gestört. Fette bleiben unverdaut und gehen jetzt ebenfalls über den Stuhl in die Toilette verloren. Und mit den Fetten gehen leider auch »gewichtige« Kalorien dahin.

In einem solchen Zustand würde es einem zu schlanken Betroffenen auch nicht helfen, durch »mehr Butter auf das Brot« oder »noch etwas Sahne an die Soße« sein Essen anzureichern, um besser im Gewicht zu liegen. Weil die meisten Fettkalorien nicht im Körper ankommen, vermehren sich statt der Pfunde auf der Waage eher die Beschwerden mit der Stuhlbeschaffenheit.

Außerdem benötigt der Körper die Fette als Transporteure für die fettlöslichen Vitamine A, D, E und K. Gelangen die Fette nicht ins Blut, so trifft dieses Schicksal auch die fettlöslichen Vitamine. Fettstühle sind oft voluminös und mitunter sogar glänzend. An dieser Stelle kann der Einsatz von speziellen, diätetischen MCT-Fetten (engl. medium-chain triglycerides = mittelkettige Triglyzeride) sinnvoll sein. Sprechen Sie mit Ihrem Arzt oder Ihrer Ernährungstherapeutin über dieses wichtige Thema!

Wenn Fette die Verdauung belästigen

Störungen in der Fettverdauung können verschiedene Ursachen haben. Eine Ursache ist der erwähnte Mangel an Gallensäuren, es kann aber auch ein Mangel an fettspaltenden Enzymen (Lipasen) aus der Bauchspeicheldrüse vorliegen. Schwächen bei der Fettverdauung ergeben sich ebenfalls, wenn die Passage sehr schnell ist oder entscheidende Aufnahmekapazitäten im Dünndarm großflächig entzündet sind.

Nicht verdaute Fette werden mit dem Stuhl ausgeschieden. Auf dem Weg nach draußen gehen sie allerdings noch gern eine Partnerschaft ein: Sie binden sich an Kalzium und lassen Kalkseifen entstehen. Schade um die kalorienreichen Fette, schade aber auch um das wichtige Kalzium.

Fettstühle bewirken eine unförmige, breiig-klebrige Beschaffenheit des Stuhls. Wer am Vortag fetthaltig gegessen hat, der kann einen Teil des Fettes durchaus am nächsten Tag in der Toilette wiederfinden. Oft ist das Ganze von Blähungen begleitet.

Was können Sie bei Gallensäureverlust und bei Fettverdauungsstörungen tun?

- Milch und Milchprodukte, Fisch, Fleisch und Wurstwaren fettarm auswählen (wie in Phase 3)
- fettsparende Zubereitungsmethoden anwenden (Bratschlauch, beschichtete Pfanne, Grillen, Dünsten)
- eventuell MCT-Fette (Seite 40) verwenden
- kalziumreiche Lebensmittel (wie Milch, Joghurt, Käse, kalziumreiches Mineralwasser) regelmäßig in den Speiseplan einbauen

MCT-Fette – Fettverdauung leicht gemacht

MCT-Fette haben im Vergleich zu den natürlichen, langkettigen Fetten nur mittellange Ketten. Aufgrund dieser kürzeren Struktur können MCT-Fette vom Dünndarm auch bei völligem Fehlen von Pankreasenzymen (Lipase) und bei einem Mangel an Gallensäuren problemlos aufgenommen werden. Sie werden industriell hergestellt und sind als Margarine, Brotaufstrich und Speiseöl im Reformhaus oder im Direkthandel über das Internet zu beziehen.

Praktische Empfehlungen zum Einsatz von MCT-Fetten:

- Beginnen Sie mit 20 g MCT-Fetten pro Tag.
- Steigern Sie die Menge um täglich 10 g.
- Die Tagesgesamtmenge von 100–150 g sollte nicht überschritten werden.
- MCT-Fette sind nicht zum Hocherhitzen über 150 Grad geeignet.
- Das Warmhalten von MCT-fetthaltigen Speisen führt zu einem bitteren Nachgeschmack.

- im Einzelfall eine Kalziumeinnahme als Nahrungsergänzung erwägen
- Wegen der Gefahr des Mangels an fettlöslichen Vitaminen (A, D, E, K) empfehlen wir eine entsprechende Laboruntersuchung.
- Bei einem Gallensäureverlustsyndrom den Einsatz von gallensäurebindenden Medikamenten (Colestyramin) mit dem Arzt besprechen. Dieses bindet die reizenden Gallensäuren und reduziert so die durch die Säuren hervorgerufenen sogenannten chologenen Durchfälle.

Wenn Oxalsäuren den Körper stressen

Jeden Tag nehmen wir mit der Nahrung Oxalsäure auf. Damit der Organismus nicht zu viel Oxalsäure ins Blut aufnimmt, bindet sich ein Teil der Säure an Kalzium und wird als ein unlöslicher und nicht aufnahmefähiger Komplex ausgeschieden. Bei einer Fettverdauungsstörung fallen unverdaute Fettsäuren an, die in Konkurrenz zur Oxalsäure an Kalzium binden und Kalkseifen (Kalzium + Fettsäure) entstehen lassen. Weil nun der Bindungspartner für Oxalsäure fehlt, bleibt die Säure ungebunden und wird vermehrt in den Blutkreislauf aufgenommen. Im nächsten Schritt erfolgt eine Ausscheidung über die Nieren. Da die Konzentration für die Nieren ebenfalls ungewöhnlich hoch ist, können Ablagerungen auskristallisieren und zu Nierensteinen (Kalzium-Oxalat-Steinen) führen.

Daher sollten Sie bei einer Fettverdauungsstörung Folgendes beachten:

- Meiden Sie oxalsäurereiche Lebensmittel: Rhabarber, Spinat, Mangold, Rote Bete, Sellerie, Sauerampfer, Löwenzahn, Walnuss, Mandeln, Erdnuss, Kakao, Schokolade, Teeaufguss (indischer Tee), eventuell Pfefferminztee, Instantkaffee.
- Bevorzugen Sie kalziumreiche Lebensmittel wie Milch und Milchprodukte (gerne Hartkäse und Emmentaler).
- Verdünnen Sie kalziumangereicherte Obstsäfte (Apfel) mit kalziumreichen Mineralwassersorten, am besten im Verhältnis 1 : 3.
- Beim Kochen gehen erhebliche Menge an Oxalsäure in das Kochwasser über; daher sollte man das Kochwasser beim Kochen oxalsäurereicher Gemüsesorten nicht verwenden.
- Trinken Sie ausreichend, insbesondere bei gleichzeitig bestehendem Durchfall.
- Besprechen Sie in jedem Fall eine medikamentöse Kalziumergänzung mit Ihrem behandelnden Arzt oder Ihrem Ernährungstherapeuten.

Wenn der Darm verengt ist – Stenosen

Stellen Sie sich einen Darm von innen vor. Die Schleimhäute sind entzündlich angeschwollen und verengen den Durchgang. Speise- oder Stuhlbrei kann jetzt nur zögerlich transportiert werden. Noch kniffliger wird es, wenn an bestimmten Stellen des Darms alte Entzündungen abgeheilt und die Schleimhäute vernarbt und zusammengeschrumpft sind. Auch in diesem Falle verengt sich der Durchmesser des Darms und stellt ein Passagehindernis dar. Derartige Verengungen werden Stenosen genannt. Im Fall der entzündlichen Stenose kann eine entsprechende antientzündliche Therapie die gereizten Schleimhäute abschwellen lassen und die »Gangway« wieder freigeben. Sitzt die Stenose an einer Stelle, die über eine Magen-Darm-Spiegelung (Endoskopie) gut erreichbar ist, dann lässt sie sich eventuell bougieren, das heißt aufdehnen. Ist sie im Dünndarm und dadurch endoskopisch schwer zu erreichen, dann bedarf es vielleicht eines operativen Eingriffs.

Wer eine oder mehrere Stenosen hat, der kann bei einer falschen Mahlzeit den Stau vor der Verengung schmerzhaft und teilweise auch tastbar spüren. Ein Teller voll Krautsalat wäre in einer solchen Situation recht unpassend. Bei mehreren und/

oder ausgeprägten Engstellen durch Stenosen ist vorübergehend eine flüssig-breiige Kost anzuraten. Diätetische Trinknahrungen helfen, den Nährstoffbedarf zu decken.

Folgende Lebensmittel sollten Sie bei einer Stenose besser nicht essen:

- Schwarzwurzeln, Spargelstangen, Blattsalate, Kohl, Spinat, Mangold, Mais, Salatgurke, Pilze, Rettich, Steckrüben, Sauerkraut, Schnittbohnen, Dicke Bohnen und Kürbis
- ganze Nüsse und Ölsaaten
- Feigen und Datteln, Trockenfrüchte, Obstschalen und -kerne (z. B. vom Apfel), die Haut von Paprika und Tomaten
- Zitrusfrüchte wie Orangen, Zitronen, Pampelmusen (vor allem deren weiße Häute)
- eventuell Ananas und Kokosnuss
- grobe Vollkornprodukte

Komplikationen lassen sich vorbeugen, wenn faserige Lebensmittel (Obst und Gemüse) püriert und deren Häute und Schalen entfernt werden. Achten Sie auf eine ausreichende Flüssigkeitszufuhr und kauen Sie Ihre Speisen sehr gründlich. Denn auch hier heißt es: »Gut gekaut ist halb verdaut!«

Bereits das gute Einspeicheln und das mechanische Bearbeiten im Mund helfen, Beschwerden zu lindern. Dass gründliches Kauen nicht unbedingt einfach ist, fällt jedem auf, der einmal versucht, einen Bissen 25- bis 30-mal zu kauen. Wie lange eine faserarme Kost eingehalten werden muss, ist abhängig von der Behandlungsmöglichkeit und -dauer der Stenose.

Wenn Darmbakterien eine Reise machen

Im Vergleich zur Besiedelung des Dickdarms mit natürlichen Darmbakterien (intestinales Mikrobiom, früher »Darmflora«) ist der Dünndarm annähernd steril. An der Stelle, wo der Dünndarm zu Ende ist und in den Dickdarm übergeht, am terminalen Ileum, nimmt der Bakterienbesatz deutlich zu. Eine Schleimhautklappe (Ileozökalklappe) zwischen Dünndarmende und Dickdarmanfang bietet dem Dünndarm wie eine Art Schleusentor Schutz vor einer Invasion mit »Dickdarmbewohnern«. Was von oben kommt, wird nach unten durchgelassen; was von unten kommen will, bleibt dagegen vor verschlossener Tür!

Aus unterschiedlichen Gründen kann diese schützende Schleusenvorrichtung schwächeln. Zum Beispiel, wenn sie entzündet ist. Oder wenn ein hoher Blähungsdruck im Dickdarm die Klappe in die falsche Richtung öffnet. Recht ungehindert kann die Darmflora in den Dünndarm reisen, wenn die Schleimhautklappe operativ entfernt werden musste.

Neben dem natürlichen Hindernis der Schleimhautklappe verhindern auch Darmbewegungen durch regelmäßige Wellenbewegungen von oben nach unten ein Aufwärtswandern der Bakterien. Gerät diese Rhythmik durch Hindernisse (Stenosen, Verwachsungen) ins Stocken, dann bietet sich für die Dickdarmflora eine weitere günstige Gelegenheit zum Aufstieg.

Haben es die Bakterien tatsächlich geschafft, dann kommt ihnen die Ansiedlung im Dünndarm einem Leben im Schlaraffenland gleich. Sie können am Ort der Nährstoffverdauung direkt vom gedeckten Tisch wählen. Besonders Zucker (aus Obst und Backwaren) wird dabei bevorzugt. Als Konsequenz dieser bakteriellen Fehlbesiedlung entstehen bei dem vorzeitigen Nährstoffabbau im Dünndarm Zersetzungsgase und Abbauprodukte, die zu Schleimhautreizungen, Blähungen und Durchfall führen. Die Dickdarmbakterien verbrauchen zudem verstärkt Vitamin B im Dünndarm und verändern die Gallensäuren in einer Art und Weise, die sie für die Fettverdauung unbrauchbar macht.

Bei Verdacht auf eine bakterielle Fehlbesiedlung des Dünndarms kann eine diagnostische Überprüfung über einen Glukose-Wasserstoff-Atemtest erfolgen. Die Therapie besteht meist in einer gezielten medikamentösen Behandlung mit speziellen Antibiotika.

Die Fehlbesiedelung des Dünndarms benennt den falschen Aufenthaltsort von Dickdarmbakterien im Dünndarm und ist nicht zu verwechseln mit einer fehlerhaften Zusammensetzung der Bakterienspezien im Dickdarm.

Wenn die Nahrung den Darm zusätzlich stresst

Immer wieder ist festzustellen, dass sich bei einigen Betroffenen im Verlauf der chronisch-entzündlichen Darmerkrankung Nahrungsmittelunverträglichkeiten dazugesellen. Da die meisten dieser Unverträglichkeiten die gleichen Symptome hervorrufen wie die Entzündung selbst, nämlich Blähungen, Bauchschmerzen und breiige bis dünnflüssige Stühle, bleiben sie nicht selten unerkannt. Es sei denn, man untersucht gezielt daraufhin. Dies geschieht vor allem in den Fällen, wo die medikamentöse Therapie nicht richtig greifen will.

Gluten – Klebereiweiß aus herkömmlichen Getreidesorten

Dass wir aus Weizen- und Roggenmehl Teige und schließlich Brot, Kuchen und Kekse herstellen können, verdanken wir dem sogenannten Klebereiweiß Gluten. Gluten wird allerdings von einigen Menschen nicht vertragen. Dieses immunologische Krankheitsbild nennt man Zöliakie. Neben dem Krankheitsbild Zöliakie gibt es einige Betroffene mit Bauchbeschwerden, die von einer glutenarmen Ernährung profitieren, ohne dass ein immunologischer Hintergrund nachweisbar wäre.

Aber Vorsicht: Wer versuchsweise auf eine glutenfreie Ernährung umstellen möchte, der sollte vorher bei seinem Arzt eine Zöliakie durch spezielle Antikörperuntersuchungen im Blut und eine Gewebsuntersuchung im oberen Dünndarm zweifelsfrei ausschließen lassen. Ansonsten gefährdet eine bereits durchgeführte Diät eine sichere Diagnostik.

Zudem ist bei einem positiven Effekt der glutenarmen Ernährung immer zu hinterfragen, ob tatsächlich das Meiden von Gluten oder nicht vielmehr die veränderte Auswahl und Zufuhrmenge an Kohlenhydraten, der Getreidearten und/oder des Ballaststoffgehalts den Erfolg gebracht hat. Wenn Sie Fragen zur glutenfreien Ernährung haben, dann sprechen Sie dies bei Ihrer Ernährungstherapeutin an. Kundige Fachkräfte, die sich auf diesen Bereich spezialisiert haben, finden Sie z. B. unter www.ak-dida.de oder www.daab.de.

Histamin – Wein, reifer Käse und Salami als Übeltäter

Histamin zählt zu der Gruppe der biogenen Amine und besitzt ein buntes – zum Teil lebensnotwendiges – Wirkungsprofil im menschlichen Körper. So reguliert es beispielsweise wesentliche Verdauungsprozesse, kann aber auch bei einer Allergie für typische allergische Reaktionen wie laufende Nase, Juckreiz und Gewebsschwellungen verantwortlich sein.

Es gibt einige Nahrungsmittel, die natürlicherweise Histamin und ähnliche Stoffe enthalten. Dies sind insbesondere länger gelagerte, eiweißreiche Nahrungsmittel. Denn beim Reifungs- und Lagerungsprozess können Eiweißstrukturen zu histaminähnlichen Stoffen umgebaut werden. Im Normalfall ist der Körper in der Lage, Histamin im Darm enzymatisch abzubauen. Eine Überflutung mit Histamin bleibt so unter Kontrolle. Erst wenn ungewöhnlich hohe Histaminkonzentrationen, z. B. über verdorbenen Fisch, aufgenommen werden, dann können regelrechte Vergiftungserscheinungen auftreten.

Bei entzündlichen Darmerkrankungen vermutet man, dass histaminhaltige Nahrungsmittel, die normalerweise unproblematisch wären, in Entzündungsphasen zu Empfindlichkeiten und Symptomen führen könnten. Zu diesen Symptomen zählen Juckreiz auf der Haut, Übelkeit und Erbrechen, Kopfschmerzen, Schwindel, Durchfall, Herzrasen und eventuelle Quaddelbildung. Sie treten bald nach dem Verzehr einer histaminreichen Mahlzeit auf.

Problematisch bei Histaminempfindlichkeit

- Dauerwurstsorten wie Salami, Cervelatwurst, Mettwürste, Rohschinken, Parmaschinken
- gereifte Käsesorten wie Bergkäse, Parmesan, Roquefort, alter Gouda, Brie
- Schokolade und Kakao
- konzentrierte Tomatenprodukte und Sauerkraut
- alkoholische Getränke wie Rotwein, Sekt und Bier
- konservierte Fische und Fischprodukte wie geräucherte Makrele und Thunfisch

Das Führen eines Ernährungstagebuches gibt hier Aufschluss. Tatsächlich gewinnt man aus seinen eigenen Aufzeichnungen interessante Erkenntnisse. In unserer Beratungspraxis ist das Ernährungstagebuch bzw. das Ernährungsprotokoll oftmals das wichtigste Instrument.

Bei dem Verdacht auf eine Nahrungsmittelunverträglichkeit sollte zunächst eine entsprechende Diagnostik durchgeführt werden. Bestätigt sich der Verdacht, dann lässt sich über eine entsprechende Diät herausfinden, welchen Anteil die Unverträglichkeit am gesamten Beschwerdebild hat bzw. hatte. Wenden Sie sich diesbezüglich gern an eine auf diesem Gebiet erfahrene Ernährungsfachkraft, die Sie beratend unterstützen kann. Versierte Ernährungstherapeutinnen finden Sie auch über die Berufsverbände des VDO_E (Berufsverband Oecotrophologie e.V.) und des VDD (Verband der Diätassistenten – Deutscher Bundesverband e.V.) sowie über den DAAB (Deutscher Allergie- und Asthmabund e.V.).

Therapeutische Hilfe aus Nahrung und Natur

Wissenschaftliche Studien untersuchen Inhaltsstoffe unserer Nahrung auf antientzündliche Effekte. Unter anderem stehen dabei Ballaststoffe, Fette und Probiotika im Mittelpunkt des Interesses.

Ballaststoffe: Während beispielsweise zu viele Ballaststoffe in der entzündlichen Phase buchstäblich als Ballast empfunden werden, können sie in einer entzündungsfreien Phase gute Dienste leisten. Es gibt zwei Arten von Ballaststoffen: die unlöslichen und die löslichen. Die unlöslichen Ballaststoffe binden Wasser, dienen als Füllstoff und können auf diese Art und Weise den Darm in Schwung bringen. Sie sind in Vollkornprodukten, Kleie, Gemüse und besonders in Kohlarten und Obstschalen zu finden.

Die löslichen Ballaststoffe werden zum größten Teil von den Bakterien unserer Dickdarmflora bearbeitet. Sie machen den Stuhl gleitfähig und verleihen ihm eine gute Konsistenz. Insgesamt ein positiver Prozess, denn erstens nutzen »gute« Darmflorabakterien die Ballaststoffe als Futter und vermehren sich und zweitens entstehen beim bakteriellen Abbau kurzkettige Fettsäuren. Eine dieser kurzkettigen Fettsäuren ist die Buttersäure. Buttersäure ist ein guter Energielieferant für die gestressten Schleimhautzellen im Darm. Neueren Erkenntnissen zufolge hat diese Substanz sogar noch weitere fördernde Funktionen. Lösliche Ballaststoffe finden sich vor allem in Gemüse und Obst. Eine besondere Variante überwiegend löslicher Ballaststoffe sind die indischen Flohsamenschalen (Seite 45).

Nun sollten Sie aber nicht die Vorstellung haben, dass die besten Ballaststoffe immer nur in grobem Vollkornbrot mit vielen Körnern zu finden sind. Eine qualitativ hochwertige Zufuhr erlaubt es auch sanfter. Vor allem Gemüse, feine Blattsalate und Beerenobst, gemahlene Nuss- oder Ölsaaten, fein gemahlene Vollkornbrote und -brötchen, Knäckebrot und Haferflocken sind gute Beispiele.

Fette – das Fettsäureprofil ist entscheidend

Fett ist nicht gleich Fett – diese Tatsache ist allgemein bekannt. Aber worin unterscheiden sich die Fette eigentlich? Einmal durch ihre Herkunft: Die einen sind tierischer und die anderen pflanzlicher Natur.

Ganz entscheidend ist aber die biochemische Struktur der Fette, und zwar diejenige der Fettsäuren. Man unterscheidet gesättigte, einfach ungesättigte und mehrfach ungesättigte Fettsäuren, je nachdem, wie stabil ihre Molekülketten sind.

Der menschliche Körper ist in der Lage, alle Fettsäuren selbst zu bilden, mit zwei Ausnahmen: die mehrfach ungesättigten Fettsäuren Linolsäure, eine Omega-6-Fettsäure, und alpha-Linolensäure, eine Omega-3-Fettsäure. Beide müssen dem Organismus mit der Nahrung zugeführt werden, weswegen man sie auch als »essenzielle Fettsäuren« bezeichnet. Weil die Omega-6- und die Omega-3-Fettsäuren als Konkurrenten bei bestimmten Stoffwechselvorgängen auftreten und sich – je nachdem, welche Fettsäure am meisten vorhanden ist – zum Teil auch entzündungsfördernde Stoffwechselprodukte bilden, hat die Wissenschaft die empfohlene Aufnahmemenge der Fettsäuren neu formuliert. Omega-6-Fettsäuren und Omega-3-Fettsäuren sollten in einem günstigeren Verhältnis von 3 : 1 stehen. So erhalten auch die überwiegend antientzündlich wirkenden Omega-3-Fettsäuren eine Chance, besser zu wirken.

Vor diesem Hintergrund stehen auch die Therapieversuche mit Fischölen bei chronisch-entzündlichen Darmerkrankungen. Ein Mehr an Omega-3-Fettsäuren soll die anderen Fettsäuren im Stoffwechsel verdrängen und für die gesteigerte Produktion von entzündungshemmenden Botenstoffen sorgen. In einigen Studien zu diesem Thema konnten gute Ergebnisse erzielt werden (insbesondere bei Colitis ulcerosa), andere Studien bestätigten die positive Erwartung jedoch nicht. Und so bleibt zunächst die Empfehlung, die Zufuhr

Flohsamenschalen

Bei Flohsamenschalen handelt es sich um ballaststoffreiche Bestandteile der hauptsächlich in Indien und Pakistan angebauten Wegerichart Plantago ovata (auch Psyllium genannt). Die Flohsamen (und noch viel mehr ihre Schalen) haben eine enorme Wasserbindungsfähigkeit. Sie können den Stuhl sowohl aufweichen als auch festigen – je nachdem, welcher Effekt gewünscht ist.

In einer Studie zeigten sich Flohsamenschalen bei der Behandlung von Colitis ulcerosa genauso wirksam wie ein remissionserhaltendes Medikament. Flohsamenschalen sollten allerdings nicht bei dem Verdacht auf oder dem Vorhandensein von Stenosen eingenommen werden.

der unterschiedlichen Fettsäuren ausgewogen zu gestalten. Damit ist zwar keine direkte therapeutische Wirkung zu erzielen, aber es wird für ein gutes Gleichgewicht im Stoffwechsel gesorgt.

In pflanzlichen Lebensmitteln wie Leinöl, Walnussöl, Rapsöl, Walnüssen und grünem Gemüse (Feldsalat, Spinat) sind Omega-3-Fettsäuren in Form von alpha-Linolensäure zu finden. Besonders viele Omega-3-Fettsäuren (in Form von Eicosapentaensäure und Docosahexaensäure) sind in Seefischen wie Hering, Thunfisch, Makrele und Lachs enthalten.

Pflanzliche Lieferanten von Omega-6-Fettsäuren (Linolensäure, gamma-Linolensäure) sind Borretsch-, Nachtkerzen-, Sonnenblumen-, Mais- und Distelöl sowie einige Margarinesorten. Ein Zuviel an Omega-6-Fettsäuren sollte vermieden werden.

Eine weniger gute Wirkung kommt einer anderen Fettsäure zu, der Arachidonsäure. Sie kann aus Omega-6-Fettsäuren gebildet werden und kommt natürlicherweise ausschließlich in Nahrungsmitteln tierischer Herkunft vor. Bei einer sehr fleisch- und eibetonten Kost, die gleichzeitig arm an Gemüse und günstigen Pflanzenölen ist, können entzündliche Prozesse durch diese Fettsäure negativ beeinflusst werden.

Probiotika – Zukunftsvisionen!

Sehr auffällig ist der Zusammenhang zwischen dem Besatz an Darmbakterien und chronisch-entzündlichen Darmerkrankungen. Ein vielversprechender therapeutischer Ansatz ist es, die bakterielle Darmbesiedlung (intestinales Mikrobiom) in einem solchen Maß zu verändern, dass sie wenig immunologische Angriffsfläche bietet.

Nun ist aber das intestinale Mikrobiom jeder einzelnen Person so individuell wie ihr Fingerabdruck. Die Qualität und Quantität der sogenannten Mikrobiota (Bakterienzusammensetzung) sind einzigartig und bislang ist es noch sehr aufwendig, dies zu untersuchen. Die herkömmliche Analyse einer Stuhlprobe ist in diesem Fall unzureichend und kann nicht genügend Aufschluss über die Bakterienverhältnisse im menschlichen Darm geben. Doch die Wissenschaft arbeitet intensiv daran und erforscht, wie über Probiotika die entzündliche Auseinandersetzung positiv beeinflusst werden kann. So helfen spezielle, probiotische Bakterienstämme bei Colitis ulcerosa, aber nicht auch bei Morbus Crohn.

Probiotika sind lebende Bakterienkulturen und Hefen, die für den Körper nicht schädlich sind und eine positive Wirkung entfalten sollen. So konnte beispielsweise ein Präparat mit dem Bakterienstamm *Escherichia coli Nissle* (Mutaflor®) das Risiko eines erneuten Entzündungsschubs bei Colitis ulcerosa reduzieren.

Kann das ein probiotisches Lebensmittel auch leisten? Das ist schwer zu beantworten, zumal es auch schwer ist, in Erfahrung zu bringen, was die individuelle Mikrobiota an Probiotika benötigt. Denn eines ist für Sie ganz wichtig zu wissen: Probiotika sind nicht gleich Probiotika. Die meisten probiotischen Produkte aus der Kühltheke haben ihre ganz eigenen Bakterienstämme. Und jeder Bakterienstamm hat seine eigene Wirkungsweise. Zudem ist ein Nutzen nur dann zu erwarten, wenn eine probiotische Zufuhr regelmäßig erfolgt. Darum bietet sich am besten ein »Produkthopping« an: Naturjoghurt, Quark, Schmand oder Dickmilchprodukte im Wechsel, und zwar täglich. So kommen die unsichtbaren Helfer an den Ort des Geschehens und gleichzeitig versorgen uns diese Lebensmittel mit Kalzium und hochwertigem Eiweiß.

Was die Natur sonst noch zu bieten hat

Der Nahrungsbestandteil Lecithin (Phosphatidylcholin) scheint eine wichtige Bedeutung für den Barriereschutz der Darmschleimhaut zu haben. Als Membranbestandteil und als Überträger von Nervenimpulsen ist er unersetzlich! In der Schleimhaut von Colitis-Betroffenen zeigte sich eine verminderte Konzentration an Lecithin. Daraus folgt der aktuelle Therapieansatz, diesen Mangel auszugleichen und die Entzündung darüber zu beeinflussen. Entsprechende Projekte befinden sich zurzeit in einem fortgeschrittenen Forschungsstadium.

Auch das hohe antioxidative Potenzial von grünem Tee und Heidelbeeren wird im Sinne der unterstützenden Phytotherapie untersucht. An dieser Stelle ließen sich noch weitere Forschungsarbeiten anführen, die einen möglichen Nutzen von Nahrungsbestandteilen zum Inhalt haben. Zu nennen wären das Gewürz Kurkuma, ein Gemisch aus Kohle, Myhrre und Kamille sowie Gerstenkeime und auch Brokkoli.

Wer nicht fragt ...

Antworten auf häufige Fragen

Muss ich auf Alkohol verzichten?

» In Entzündungszeiten raten wir vom Alkoholkonsum ab. Zwar gibt es hierzu keine medizinische Erklärung, es ist aber bekannt, dass Spirituosen wie Schnaps, Wodka und Branntwein schleimhautreizend wirken können. In der Remissionsphase entscheidet die individuelle Verträglichkeit darüber, ob Alkohol generell und, wenn ja, welche Sorte und welche Menge, bekömmlich ist.

Ist Zucker schädlich?

» In Befragungen zur Ernährung von Personen mit chronisch-entzündlichen Darmerkrankungen fiel immer wieder ein hoher Zuckerkonsum auf. Zwar haben wissenschaftliche Untersuchungen diesen Zusammenhang nicht erklären können, die Auffälligkeit bleibt aber bestehen. Jeder – ob nun von einer chronisch-entzündlichen Darmerkrankung betroffen oder nicht – sollte einen moderaten Umgang mit Zucker finden.

Was ist, wenn Kinder von chronisch-entzündlichen Darmerkrankungen betroffen sind?

» Bei Kindern ist eine engmaschige medizinische und ernährungstherapeutische Betreuung besonders wichtig. Eine gesicherte Nährstoff- und Kalorienversorgung verhindert, dass die Kinder in ihrer körperlichen und geistigen Entwicklung Defizite entwickeln. Bei Kindern können Entzündungsschübe allein durch eine mehrwöchige künstliche Ernährung über spezielle Trinknahrung bzw. Sondenkost ohne eine ergänzende medikamentöse Therapie erfolgreich behandelt werden.

Was ist von anderen Süßungsmitteln zu halten?

» Süßstoffe (wie Cyclamat, Saccharin, Apsartam) stehen im Verruf, gesundheitsschädlich zu sein. Wissenschaftliche Untersuchungen konnten diesen Verdacht aber nicht bestätigen. In kleinen üblichen Verzehrmengen gelten sie darum als unbedenklich. Problematischer als Süßstoffe sind Zuckeraustauschstoffe (Seite 36) (wie Sorbit, Xylit, Isomalt). Bei einer zu hohen Zufuhr überfordern sie die Verdauungskapazitäten und rufen Beschwerden wie Blähungen und Durchfall hervor. Wir empfehlen generell, die Geschmacksvorliebe für Süß zu senken!

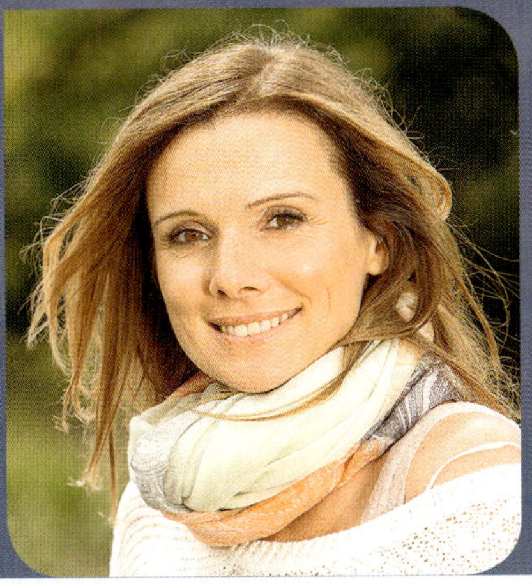

Muss ich bei der Einnahme von Kortison etwas beachten?

Das kommt auf die Dauer der Behandlung an. Bei einer regelmäßigen Einnahme über einen längeren Zeitraum kann Kortison den Stoffwechsel des Körpers beeinträchtigen. Durch eine Steigerung des Appetits ist eine Gewichtszunahme möglich, Veränderungen im Fett- und Kohlenhydratstoffwechsel nehmen Einfluss auf den Blutzucker- und Cholesterinspiegel und die verringerte Salzausscheidung kann eine Blutdruckerhöhung bewirken. Mit einer eiweißreicheren und gleichzeitig fett-, zucker- und salzarmen Ernährung kann man diesen Begleiterscheinungen gut entgegenwirken. Zusätzlich kann sich als Nebenwirkung einer länger dauernden Kortisontherapie die Knochendichte verringern. Körperliche Aktivität und eine ausreichende Versorgung mit Kalzium und Vitamin D steuern dem wirkungsvoll entgegen.

Wie verhält es sich mit dem Rauchen?

Rauchen fördert bei Morbus Crohn ein erneutes Auftreten von Entzündungen und wirkt sich negativ auf den Krankheitsverlauf aus. Ganz anders verhält es sich bei Colitis ulcerosa. Hier scheint Rauchen einen schützenden Effekt zu haben. So fällt z. B. auf, dass einige Betroffene den ersten Entzündungsschub der Colitis erleben, nachdem sie mit dem Rauchen aufgehört haben. Trotzdem kann das Rauchen nicht als eine Form der Therapie empfohlen werden.

Sporttreiben ist doch gut, oder?

Auf jeden Fall! Gezieltes Muskelaufbautraining gibt ein gutes Feedback an die Knochen. Die Knochenmasse verdichtet sich. Zudem bedeuten mehr Muskeln auch mehr Eiweißspeicher. In Schubphasen sollten Sie sich allerdings schonen. Exzessiver Sport in (leicht) entzündlichen Phasen kann den Darm belasten.

Reagiere ich auf Bestandteile meines Essens allergisch?

Studien haben ergeben, dass eine Nahrungsmittelallergie offensichtlich nicht als Auslöser der Erkrankung wirkt, aber bei Personen mit chronisch-entzündlicher Darmerkrankung im Vergleich zur Allgemeinbevölkerung eine Nahrungsmittelunverträglichkeit durchaus häufiger vorkommen kann. Man führt diese Tatsache darauf zurück, dass die gestörte Darmbarriere, hervorgerufen durch eine entzündete, durchlässigere Darmschleimhaut, eine allergische Reaktion auf Nahrungsmittel begünstigen könnte.

Leckerbissen:
Meine besonderen Lebensmittel

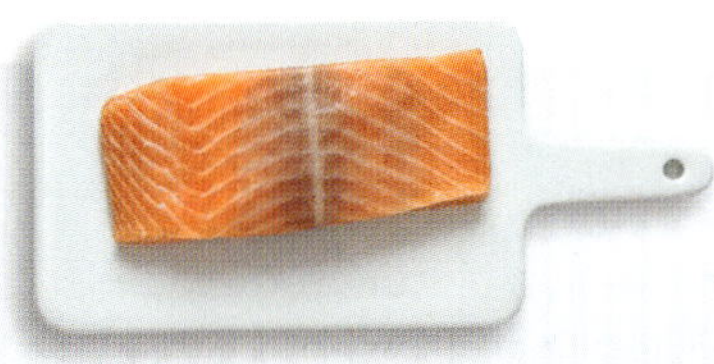

Lachs

Lachs zählt neben Thunfisch, Hering und Makrele zu den fettreichen Kaltwasser-Fischsorten. Lachs lässt sich recht unproblematisch in der Pfanne oder im Ofen zubereiten, er kann frisch verarbeitet, aber auch im Gefrierfach bevorratet werden.

Warum ist er gut für mich?
Obwohl diese Fische in ihrem Gesamtfettgehalt hoch liegen, überzeugen Sie trotzdem durch die Qualität ihrer Fette. Lachs hat einen besonders hohen Gehalt an sogenannten Omega-3-Fettsäuren. Diese Fettsäuren gelten als antientzündlich.

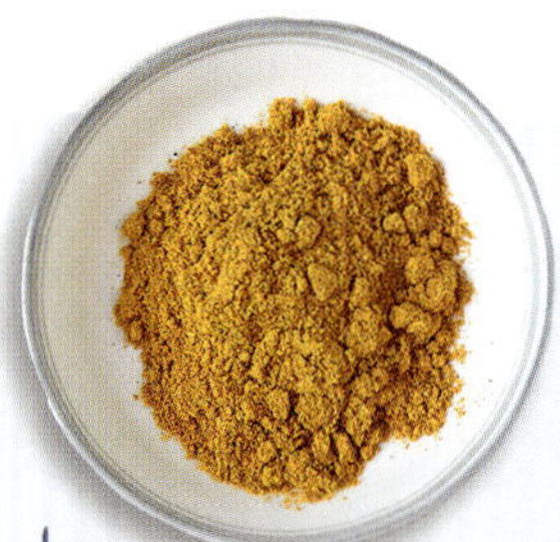

Kurkuma

Kurkuma oder auch Gelbwurz genannt, stammt aus der Familie der Ingwergewächse. Seinen Namen verdankt das Gewürz seinen gelben Farbstoffen, allen voran Curcumin, das eine krebshemmende, antioxidative und entzündungshemmende Wirkung aufweisen soll.

Warum ist es gut für mich?
Kurkuma fördert die Verdauung und zeigte bei Colitis ulcerosa positive Effekte hinsichtlich der Rezidivhäufigkeit. Eine wissenschaftliche Herausforderung liegt aktuell darin zu prüfen, wie unser Körper das Curcumin noch besser aufnehmen und verwerten kann.

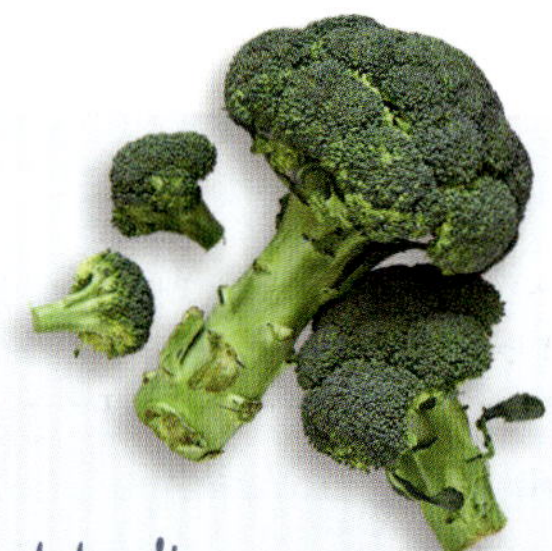

Brokkoli

Brokkoli ist ein wahrer Tausendsassa. Nicht nur, dass er reichlich Kalzium und Folsäure enthält, er weist auch einen besonders hohen Gehalt an Glucosinolat auf, ein weiterer sekundärer Pflanzenstoff.

Warum ist er gut für mich?
Nicht nur Glucosinolate, auch Substanzen mit den sehr wissenschaftlich klingenden Namen wie Indole oder auch Sulforaphan erhöhen den Gehalt an Pflanzenstoffen, die antimikrobiell, zellschützen und -kräftigend wirken. Auch Grünkohl hat große Mengen dieser Substanzen, die Brokkoliröschen sind für viele aber deutlich verträglicher.

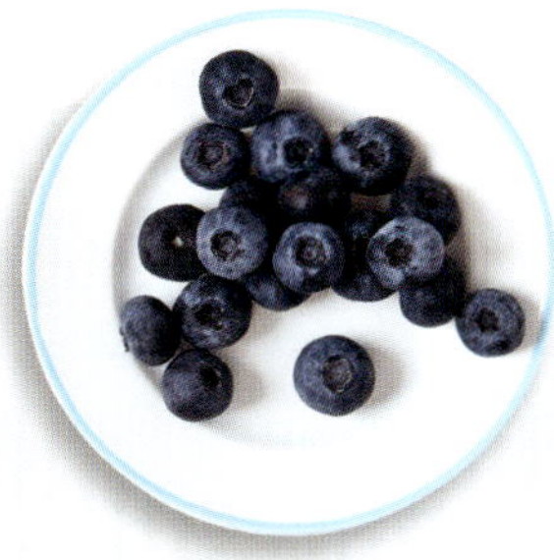

Heidelbeeren

Heidelbeeren, regional auch als Blaubeeren bezeichnet, verdanken ihre tiefblauviolette Farbe bestimmten sekundären Pflanzenstoffen, den Anthocyanen. Dass Heidelbeeren auch kleine Vitaminpakete sind, lässt sich leicht erahnen.

Warum sind sie gut für mich?
Den enthaltenen Anthocyanen wird eine antientzündliche Wirkung zugesprochen. Sie sollen dabei ein Enzym hemmen, das die Entzündung strapaziert. Die Forscher interessiert dabei auch, wie Anthocyane im Darm ihre Wirkung am besten entfalten können, z. B. wenn sie als getrocknete Beeren eingenommen werden. Heidelbeermuttersaft und getrocknete Heidelbeeren sind zudem reich an Gerbstoffen, die bei Durchfall auch als Teeaufguss hilfreich sein können.

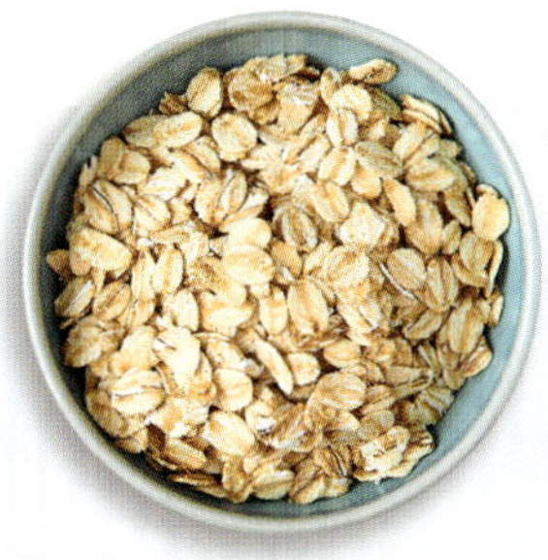

Haferflocken

Haferflocken sind vielseitig, sie können prima als Porridge zubereitet werden, passen aber auch als z. B. Schmelzflocken in Milchmixgetränke oder als blütenzarte Flocken in ein Müsli. Das Eiweiß der Haferflocken wird in Kombination mit Milch, Joghurt oder Quark besonders hochwertig.

Warum sind sie gut für mich?
Hafer enthält das sogenannte Betaglukan, einen löslichen Ballaststoff, der fast vollständig von den Darmbakterien abgebaut wird und ein guter Energieversorger der Darmschleimhaut ist. Das Getreide besticht zudem durch seinen hohen Gehalt an Vitamin B, Vitamin B_6 und Biotin sowie an Magnesium, Eisen, Zink sowie Phosphor.

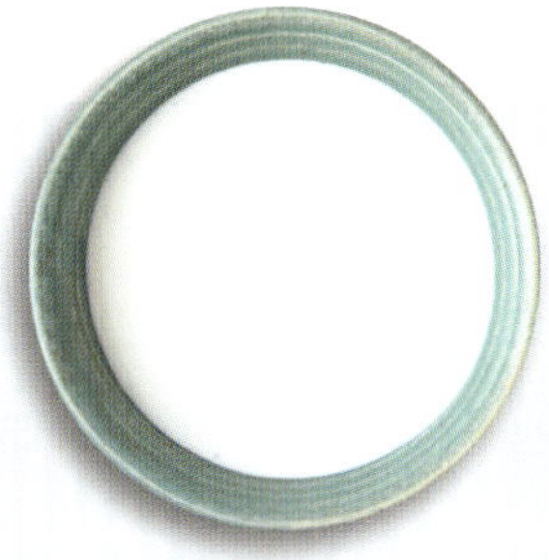

Naturjoghurt

Naturjoghurt ist nicht nur eiweiß- und kalziumhaltig, er leistet durch seinen milchsauren Charakter auch einen guten Beitrag für unser Darmmilieu.

Welcher ist der beste für mich?
Die Herstellung des Naturjoghurts ist für seine Qualität und Verträglichkeit nicht unbedeutend. Joghurt ist ein Sauermilchprodukt, bei dem der Milchzucker (Laktose) in der Milch durch die Zugabe von Bakterienkulturen zu Milchsäure vergoren wird. Die Art der Bakterienkultur entscheidet dabei über den Geschmack des Joghurts, also ob er sauer oder eher mild ist. Ein traditionell hergestellter Joghurt ist von Natur aus stichfest. Eine cremige Konsistenz wird meist durch die Zugabe von Milchpulver erzeugt, das nicht auf dem Joghurt deklariert werden muss. Milchpulver enthält Laktose.

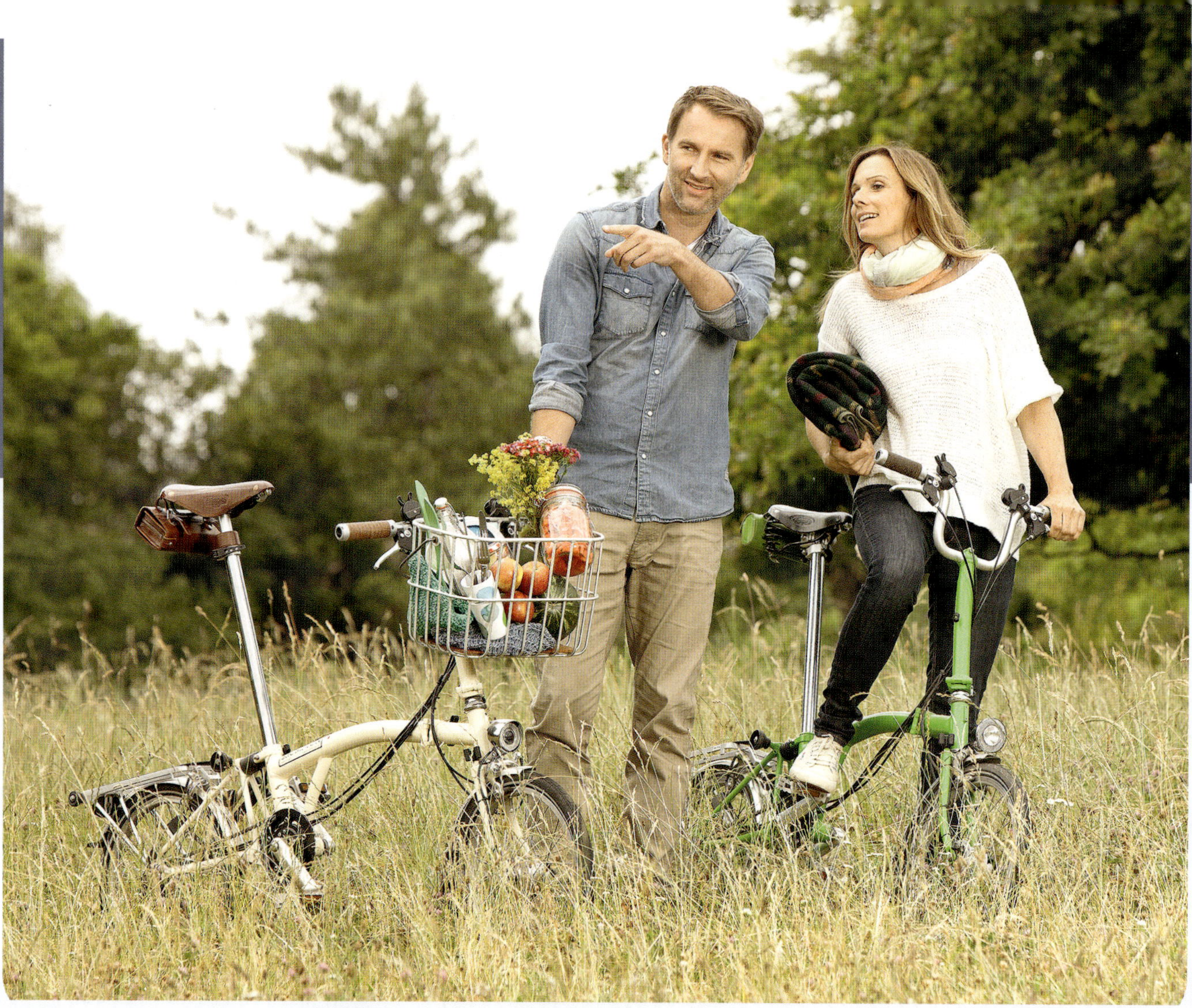
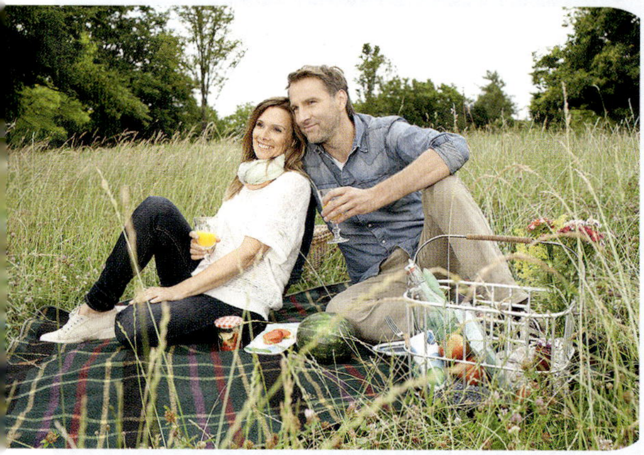
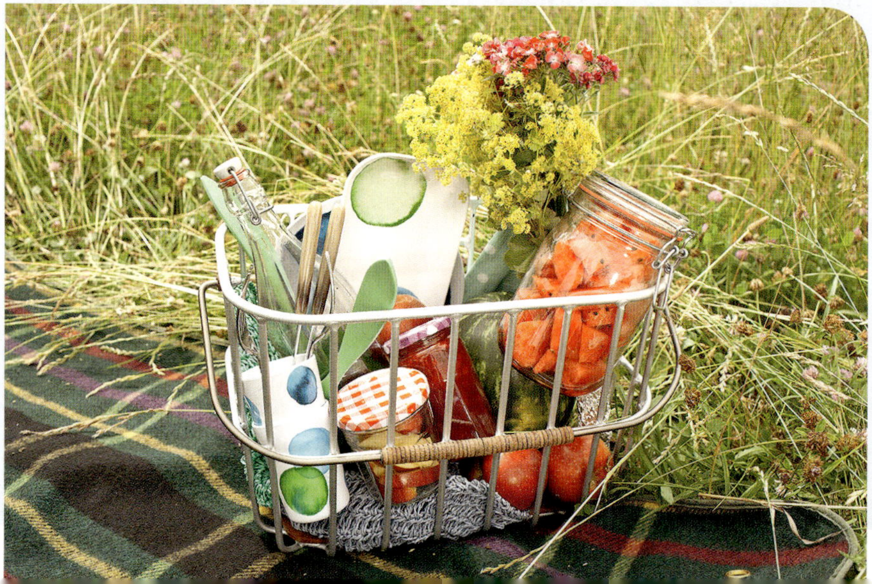

Zu Hause bleibt die Küche kalt...

Unterwegs essen

Wenn Sie eingeladen oder auf das Kantinenessen in Ihrer Firma angewiesen sind, dann wird Ihnen dort nicht immer das (an)geboten, was Ihnen am liebsten wäre. Und zwar nicht von der geschmacklichen Seite, sondern vonseiten der Verträglichkeit her betrachtet.

Ein weiterer Punkt ist die frische und hygienische Zubereitung von Speisen. Zu Hause können Sie selbst Einfluss auf den Frischegrad und eine saubere Handhabung ihrer Speisen nehmen. Unterwegs ist das Risiko einer Lebensmittelinfektion vergleichsweise höher, insbesondere in Urlaubsländern mit einem geringen hygienischen Status und/oder mit klimatischen Verhältnissen, die eine Keimbesiedelung von Speisen begünstigen. Hilfreich können die folgenden Tipps für den Außer-Haus-Verzehr sein:

Im Restaurant

- Speisen nach Verträglichkeit wählen, dabei selbstbewusst Änderungswünsche angeben.

In der Kantine

- Sprechen Sie Ihr Problem an.
- Lassen Sie sich einzelne Komponenten zusammenstellen.
- Erweitern Sie die Kantinenspeisen durch Mitgebrachtes.
- Informieren Sie sich über den wöchentlichen Speiseplan. Werden Sie an manchen Tagen im Angebot nicht fündig, dann essen Sie lieber in der Firma eine Brotmahlzeit und bereiten Sie sich zu Hause eine Warmspeise zu.

Bei Einladungen zum Essen

- Auch hier sollten Sie das Problem ansprechen.
- Wählen Sie von bekömmlichen Speisen mehr und nutzen Sie weniger bekömmliche allenfalls als kleine Beilage.
- Unverträgliches darf auf dem Teller liegen bleiben!
- Eventuell sollten Sie bereits zu Hause den großen Hunger stillen, um bei dem Gastgeber mit nur leichtem Appetit essen zu können.

Im Urlaub und auf Reisen

- Nehmen Sie von Ihnen gut vertragene Lebensmittel von zu Hause mit.
- Unterkünfte mit Kochgelegenheit ermöglichen das eigene Zubereiten von Mahlzeiten.
- Unbekannte Speisen sollten Sie in kleinen Mengen vorsichtig testen.
- Meiden Sie in südlichen Ländern Folgendes: Rohkostsalate, Speisen, die am Straßenrand oder auf dem Markt angeboten werden, offene Getränke, Getränke mit Eiswürfeln, ungekochte Speisen, ungewaschenes Obst und Leitungswasser.
- Kommerzielle Säuglingsnahrung in Gläsern und/oder Trinknahrungen (bilanzierte Trinknahrungen) sind gut als Zusatzproviant geeignet.

Für Ausflug oder Büro

- Fixe Quarkbrötchen (Seite 83) mit Möhrenaufstrich
- Bunter Wurstsalat mit grünen Brötchen (Seite 82)
- Möhrensalat mit Curry-Joghurt-Dressing und Teff-Fladen (Seite 84)
- Vanille-Milchreis
- Möhrenmuffins

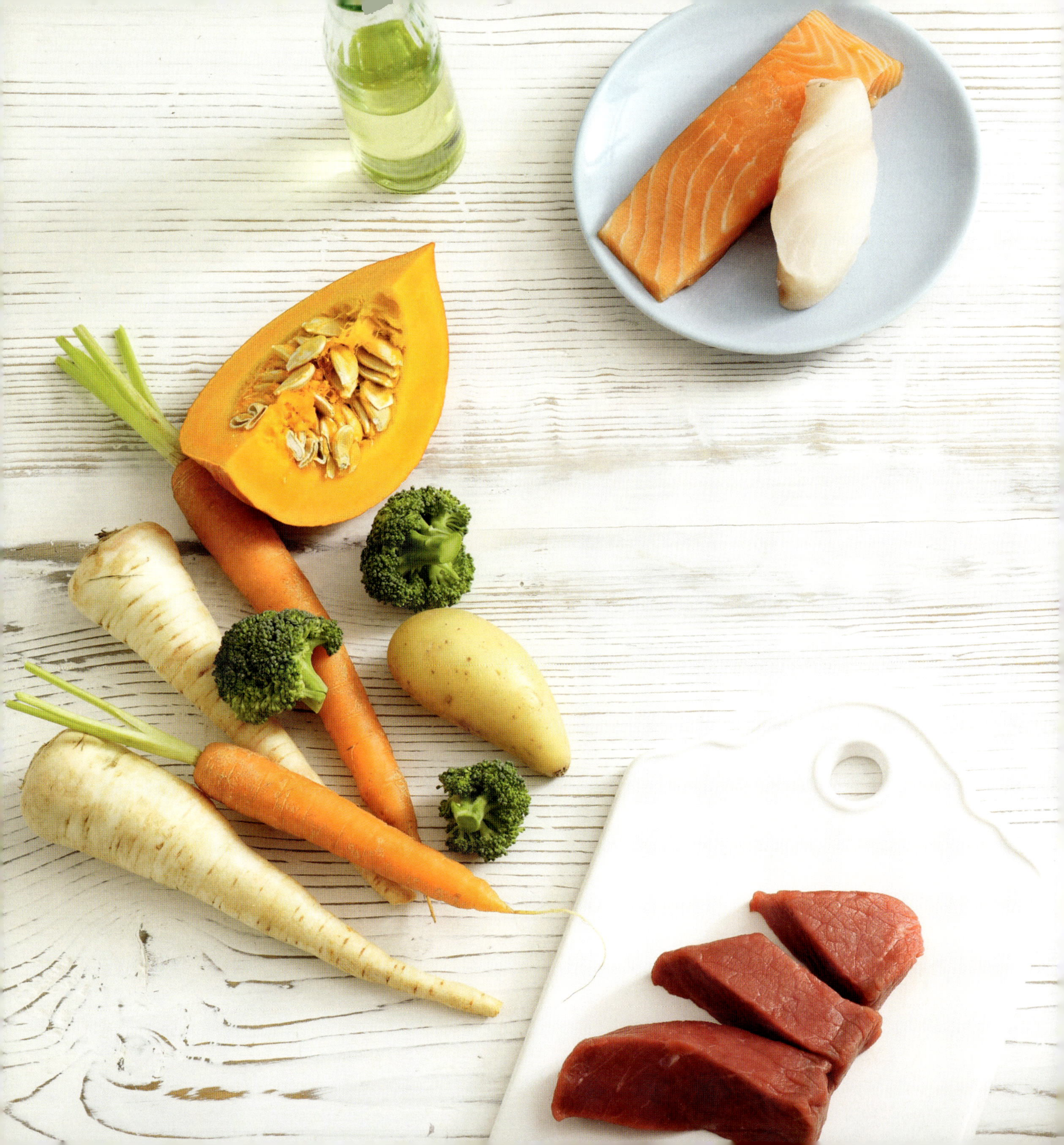

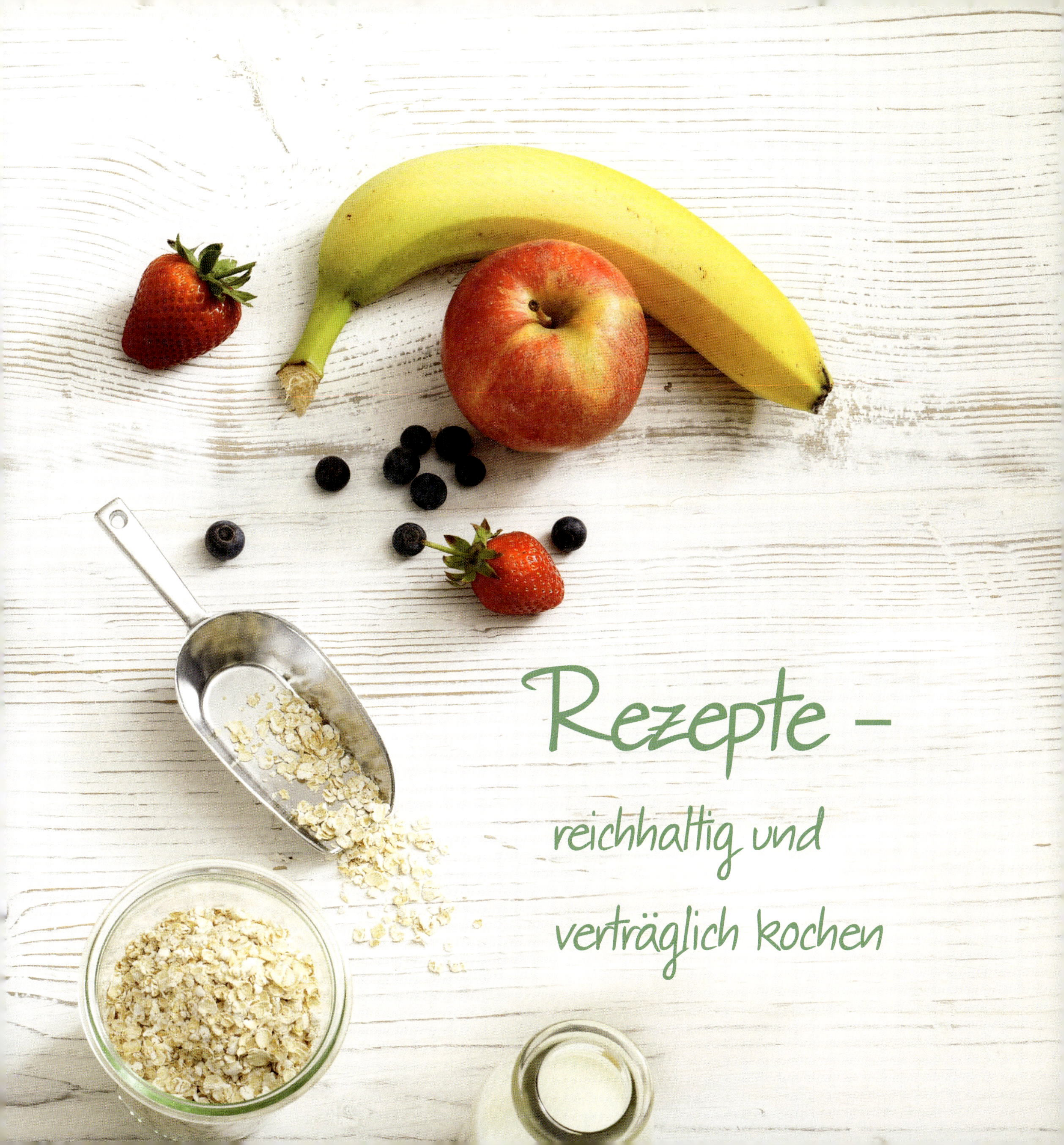

Rezepte – reichhaltig und verträglich kochen

Suppen und Shakes

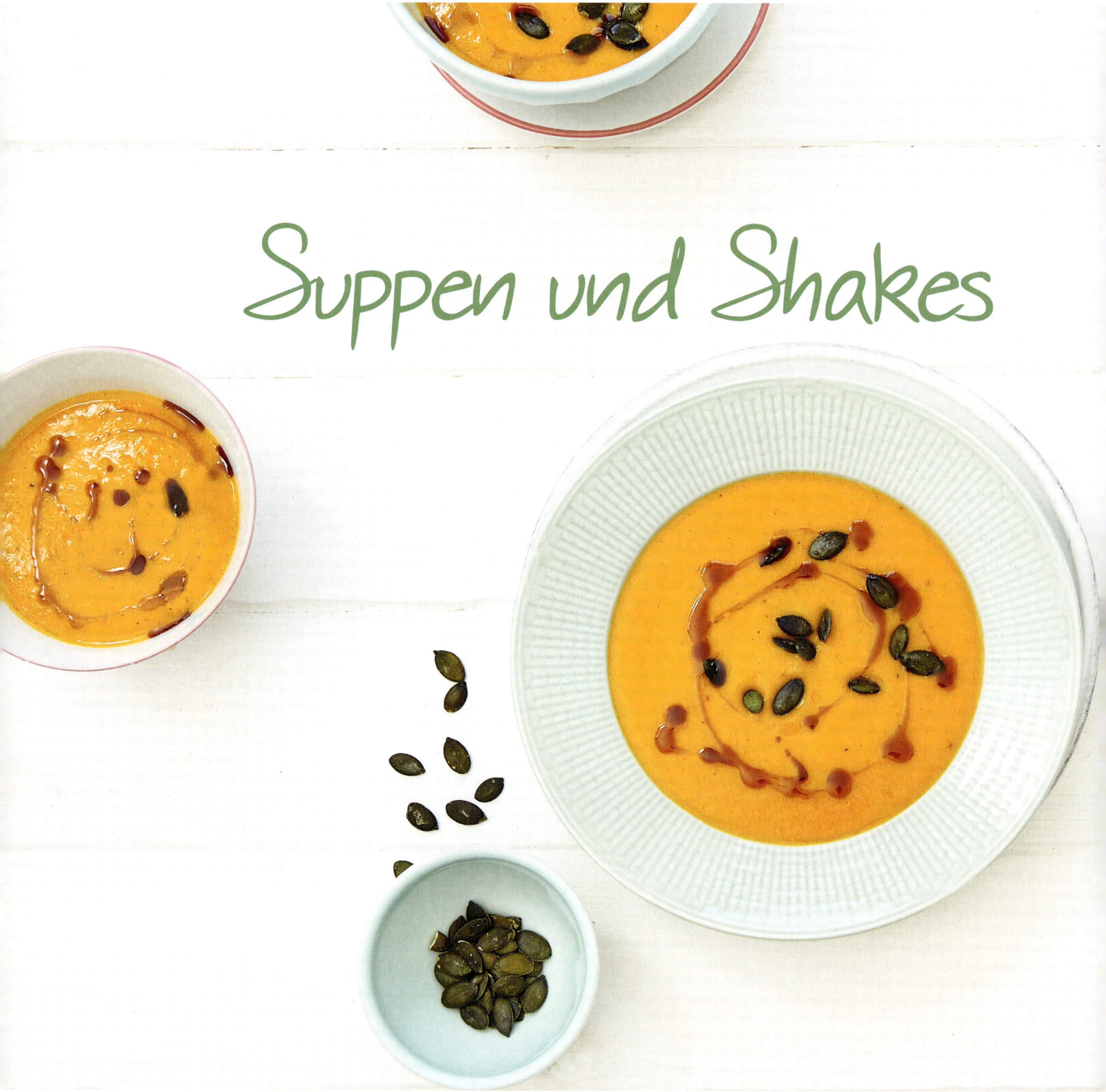

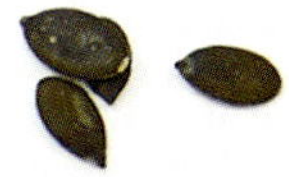

Sehr bekömmlich

Butternut-Cremesuppe

Für 4 Personen • braucht etwas mehr Zeit
⏲ 55 Min.

1 kg Butternut-Kürbis • 1 EL Butter • 1 Zwiebel • 1 l Hühnerbrühe • 2 Gewürznelken • 150 ml Schmand • abgeriebene Schale von ½ Bio-Zitrone • 1 EL frischer Kerbel • Muskatnuss • Kürbiskernöl • Pfeffer, frisch gemahlen • Salz

- Kürbis schälen und das Fruchtfleisch in Würfel schneiden. In einem Topf die Butter erhitzen. Zwiebel schälen, klein würfeln und unter Rühren glasig schwitzen. Mit der Hühnerbrühe ablöschen.

- Kürbis zugeben, Salz und Gewürznelken dazugeben und das Ganze zugedeckt etwa 30 Min. leicht köcheln lassen, bis der Kürbis weich ist.

- Schmand unterrühren und die Suppe zum Kochen bringen. Gewürznelken entfernen und die Suppe mit dem Pürierstab fein pürieren. Zitronenabrieb zur Suppe geben. Kerbel waschen, trocknen und fein hacken. Die Suppe mit Kerbel, geriebener Muskatnuss, Salz und Pfeffer abschmecken. In Schüsseln verteilen und jede Portion mit einem Klecks Kürbiskernöl servieren.

Tipp Kürbis eignet sich gut als Gemüse im Schub – als Suppe und als Beilage. Im akuten Schub sollte die Suppe ohne Zwiebel und Zitronenschale zubereitet werden.

Nährwerte pro Portion
347 kcal • 27 g F • 11 g E • 14 g KH • 468 mg ω3 • 3 mg Fe

Phase 2 Akuter Schub	Phase 3 Ausklingender Schub	Phase 4 Remission

Extraportion Folsäure

Kartoffel-Cremesuppe

Für 4 Personen • preisgünstig
⏲ 35 Min.

600 g Kartoffeln • 30 g Rapsöl • 400 g Möhren • 250 ml Gemüsebrühe • 500 ml Vollmilch • 40 g Hefeflocken • 100 g gemahlene Mandeln • 1 Bund Petersilie • Muskatnuss • Pfeffer, frisch gemahlen • Salz

- Die Kartoffeln schälen und halbieren. In einem Topf mit einer Tasse Wasser bei geschlossenem Deckel auf höchster Einstellung zum Kochen bringen. Wenn Dampf zwischen Topf und Deckel erscheint, Kochstelle auf Stufe 1 stellen und die Kartoffeln 20 Min. gar kochen lassen. Die Kartoffeln einschließlich Kartoffelwasser und Rapsöl mit den Rührbesen des Handrührgeräts zerkleinern.

- Die Möhren schälen und mit der feinsten Reibe der Küchenmaschine reiben.

- Die Gemüsebrühe mit der Milch und den Hefeflocken erwärmen, die gemahlenen Mandeln dazugeben. Pikant mit Muskatnuss, Pfeffer und Salz abschmecken.

- Petersilie waschen, trocknen und fein hacken, zur Suppe geben und kurz umrühren. Kartoffelschnee und Möhren zur Suppengrundlage geben. Gegebenenfalls noch etwas Gemüsebrühe angießen, falls die Masse zu sehr nachdickt.

Nährwerte pro Portion
470 kcal • 26 g F • 18 g E • 39 g KH • 889 mg ω3 • 6 mg Fe

Phase 2 Akuter Schub	Phase 3 Ausklingender Schub	Phase 4 Remission

Einfach und kräftigend

Fenchelsuppe mit Kürbisspirale

Für 3 Personen • laktosefrei
15 Min.

300 g Fenchel • 750 ml Sojadrink (mit Kalzium) • Pfeffer, frisch gemahlen • Salz • Muskatnuss • 1 EL Kürbiskernöl

- Fenchel putzen, zerkleinern und mit dem Sojadrink, Pfeffer, Salz und etwas Muskat zum Kochen bringen, in etwa 5–7 Min. gar kochen.

- Das Gemüse mit einem Pürierstab pürieren.

- Noch einmal kurz aufkochen lassen, gegebenenfalls noch etwas nachwürzen. Das Kürbiskernöl kurz vor dem Servieren jeweils mittig spiralförmig auf die angerichtete Suppe geben.

Nährwerte pro Portion
173 kcal • 10 g F • 12 g E • 9 g KH • 1560 mg ω3 • 13 mg Fe

Phase 2 Akuter Schub	Phase 3 Auskl. Schub	Phase 4 Remission

Schön mild

Soupe aux courgettes

Für 4 Personen • gelingt leicht
20 Min.

1 Zucchini • 1 TL Zitronenthymian • 200 ml Gemüsebrühe (fertig aus dem Glas) • 800 ml Wasser • 40 g Sojaflocken • 60 g Schmand • 30 ml Sahne • Muskatnuss • Pfeffer, frisch gemahlen • Salz

- Die Zucchini waschen und in Stücke schneiden. Die Zitronenthymianblättchen verlesen, abzupfen und fein wiegen.

- Das Gemüse zusammen mit der Gemüsebrühe und dem Thymian kurz andünsten. Anschließend mit der Brühe auffüllen. Die Sojaflocken zugeben, alles zusammen einmal aufkochen und ca. 10 Min. garen.

- Abschließend den Schmand und die Sahne dazugeben. Mit Muskat, Pfeffer und Salz kräftig abschmecken. Heiß servieren.

Das passt dazu Eierstich (Seite 76).

Nährwerte pro Portion
128 kcal • 9 g F • 6 g E • 5 g KH • 289 mg ω3 • 2 mg Fe

Phase 2 Akuter Schub	Phase 3 Auskl. Schub	Phase 4 Remission

Hübscher Farbtupfer

Gemüsesuppe weiß-grün

Für 4 Personen • geht schnell
35 Min.

300 g Blumenkohl • 300 g Brokkoli • 200 ml Gemüsebrühe (Glas) • Salz • 20 g Kartoffelstärke • 20 g Butter • 150 g Schmand • Muskatnuss • Pfeffer, frisch gemahlen

- Blumenkohl und Brokkoli putzen und in Röschen schneiden. In einem Topf zusammen mit der Gemüsebrühe und etwas Salz zum Kochen bringen und zugedeckt auf kleinster Flamme 15 Min. garen.

- Die Stärke mit etwas Wasser verrühren. Die Suppe kräftig aufkochen und mit der angerührten Stärke binden. Butter unterrühren und mit Muskatnuss, Salz und Pfeffer würzen.

- Schmand obenaufgeben und spiralförmig durch die Suppe ziehen.

Das passt dazu Eierstich (Seite 76) oder Kraftklößchen (Seite 74).
Variante Tiefkühlgemüse.

Nährwerte pro Portion
211 kcal • 16 g F • 6 g E • 21 g KH • 373 mg ω3 • 2 mg Fe

Phase 2 Akuter Schub	Phase 3 Auskli. Schub	Phase 4 Remission

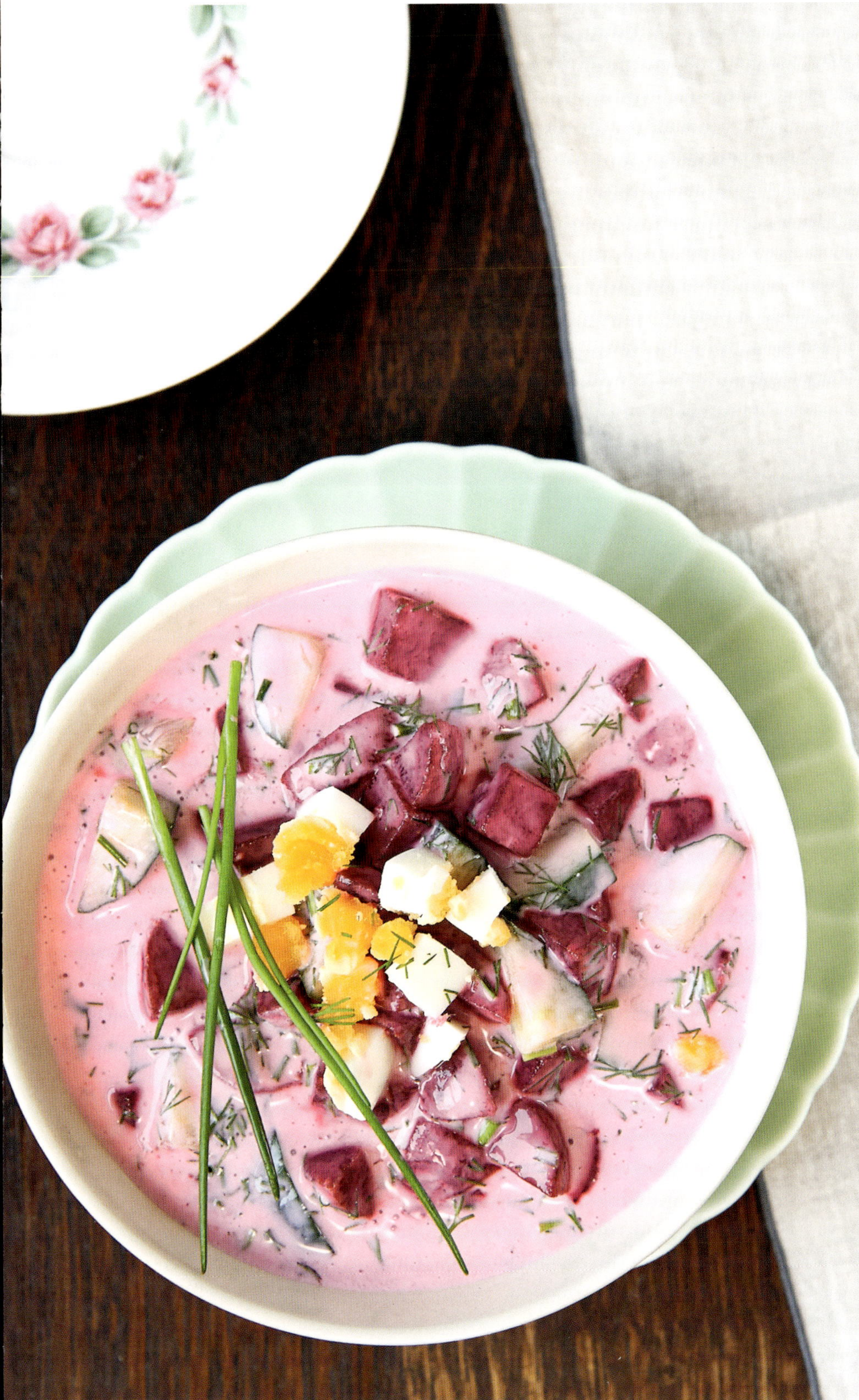

Herrlich erfrischend

Rote-Bete-Suppe

Für 4 Personen • geht schnell
⏲ 10 Min.

1 l Kefir • 200 ml Wasser • 1 Glas Rote Bete (Kugeln, 370 ml) • 2 Bund Dill • 1 Bund Schnittlauch • 3 wachsweich gekochte Eier • 1 Gurke • Salz

- In einer gekühlten Porzellanschüssel Kefir mit Wasser vermengen. Die Rote Bete in kleine Würfel schneiden und zur Kefirmasse geben.

- Dill, Schnittlauch und Zwiebeln waschen, abtropfen lassen, trocken tupfen und klein hacken.

- Die Eier pellen und in kleine Würfel schneiden. Die Gurke waschen, abtrocknen und in mundgerechte Würfel schneiden. Alle Zutaten mit der Kefirmasse vermengen und mit Salz abschmecken.

Das passt dazu Dazu warme Pellkartoffeln servieren.

Nährwerte pro Portion
390 kcal • 9 g F • 20 g E • 52 g KH • 275 mg ω3 • 3 mg Fe

Phase 2 Akuter Schub	Phase 3 Auskl. Schub	Phase 4 Remission

Die Spargelsaison ist eröffnet

Velouté d'asperges

Für 4 Personen • gut vorzubereiten
30 Min.

500 g Spargel • 1 Prise Zucker • 750 ml Gemüsebrühe • 70 g Butter • 40 g Kartoffel- oder Maisstärke • Muskatnuss • Pfeffer, frisch gemahlen • Salz • 50 g Hefeflocken • 1 Päckchen TK-Petersilie

- Den Spargel schälen und in 3 cm lange Stücke schneiden. Die gezuckerte Gemüsebrühe zusammen mit den Spargelschalen in einem großen Topf zum Kochen bringen. Alles einmal aufwallen lassen. Durchsieben.

- Spargel und 30 g Butter zusammen mit der gesiebten Gemüsebrühe auf mittlerer Stufe ca. 15 Min. garen.

- In einem anderen Topf 40 g Butter schmelzen, die Stärke darin unter kräftigem Rühren – damit es nicht klumpt – anschwitzen und in diese Masse langsam die Spargelgemüsebrühe hineingießen. Dabei kräftig rühren und nochmals aufkochen lassen.

- Mit Muskatnuss, Pfeffer und Salz abschmecken. Die Hefeflocken einrühren. Die Suppe in vorgewärmte tiefe Teller füllen und etwas Petersilie in die Mitte geben.

Variante Wer mag, kann in diese Suppe zusätzlich Eierstich (Seite 76) oder Kalbfleischklößchen geben. Das liefert eine Extraportion Energie und Eiweiß!

Nährwerte
279 kcal • 16 g F • 10 g E • 24 g KH • 236 mg ω3 • 5 mg Fe

Phase 2 Akuter Schub	Phase 3 Ausklingender Schub	Phase 4 Remission
grün	grün	grün

Herrlich aromatisch

Kartoffel-Lachs-Suppe

Für 2 Personen • gelingt leicht
30 Min.

1 EL Butter • 1 Schalotte • 350 g roh geraspelte Kartoffeln • 600 ml Wasser • Gemüsebrühe (Instant) • 1 Lorbeerblatt • 250 g Möhren • 2–4 Fädchen Safran • 250 g Lachs • ½ Bund Dill • Pfeffer, frisch gemahlen • Salz

- Butter in einem Topf erhitzen. Die gewürfelte Schalotte darin glasig dünsten. Dann die rohen geraspelten Kartoffeln dazugeben und unter Rühren goldgelb anbraten.

- Mit Wasser auffüllen, Gemüsebrühe nach Packungsanweisung dazugeben und aufkochen lassen. Lorbeerblatt zugeben und 10 Min. bei mäßiger Hitze ziehen lassen.

- Möhren putzen, schälen und mit der feinen Reibe der Küchenmaschine fein raspeln. Klein geraspelt zu der Kartoffelmasse geben und weitere 5 Min. garen. Die Safranfädchen in etwas warmem Wasser einweichen.

- Lachs in Streifen schneiden, in die Suppe geben, kurz erwärmen.

- Dill waschen und trocken tupfen. Anschließend fein hacken und zusammen mit den eingeweichten Safranfädchen zur Suppe geben, kurz unterrühren, nicht mehr erhitzen. Die Suppe mit Pfeffer und Salz abschmecken.

Nährwerte pro Portion
409 kcal • 17 g F • 29 g E • 34 g KH • 1770 mg ω3 • 5 mg Fe

Phase 2 Akuter Schub	Phase 3 Ausklingender Schub	Phase 4 Remission
rot	grün	grün

Exquisiter Geschmack

Kartoffelsuppe mit Krabben

Für 3 Personen • gelingt leicht
35 Min.

50 g Sellerie • 50 g Lauch • 100 g Zwiebeln • 500 g Kartoffeln • 20 g Butter • Salz • Pfeffer, frisch gemahlen • Muskatnuss • ½ l Brühe • ¼ l Sahne • 100 g Nordseekrabben • ½ Bund Schnittlauch • 1 EL Crème fraîche

- Sellerie und Lauch waschen, schälen und klein raspeln. Zwiebeln und Kartoffeln putzen, waschen und klein schneiden.
- Die Butter in einem Topf zerlassen. Das Gemüse unter Rühren darin andünsten, mit Salz, Pfeffer und Muskat würzen und mit der Brühe und der Sahne ablöschen. Ca. 20 Min. bei kleiner Hitze gar köcheln, anschließend die Suppe pürieren.
- Die Krabben hinzufügen und erwärmen. Nicht mehr kochen! Nochmals abschmecken.
- Den Schnittlauch waschen und trocken tupfen, mit einer Schere feine Röllchen schneiden. Die Suppe in vorgewärmte Teller füllen, mittig je einen Klecks Crème fraîche hineingeben, ein paar frische Krabben auf der Suppe verteilen und mit Schnittlauchröllchen bestreut servieren.

Tipp Die Krabben nur erwärmen, nicht aufkochen. Sie werden sonst hart und gummiartig.

Nährwerte pro Portion
491 kcal • 37 g F • 13 g E • 27 g KH • 625 mg ω3 • 2 mg Fe

Phase 2 Akuter Schub	Phase 3 Ausklingender Schub	Phase 4 Remission
rot	gelb	grün

Mild und ein Augenschmaus

Grüne Kartoffelsuppe

Für 4 Personen • gelingt leicht
40 Min.

1 kg Kartoffeln • 1 Bund Suppengrün (Sellerie, Möhren, Petersilienwurzel) • 3 EL Sojaflocken • 1250 ml Gemüsebrühe • 2 Kalbfleischwürstchen • 1 daumengroßes Ingwerstück • 1 Bund frische Petersilie • 100 ml Sojasahne (z. B. Soja cuisine) • Pfeffer, frisch gemahlen • Salz

- Die Kartoffel schälen und in kleine Würfel schneiden. Das Suppengemüse waschen, putzen und ebenfalls in feine Würfel schneiden. Kartoffeln und Gemüse in einem Suppentopf zusammen mit den Sojaflocken und der Gemüsebrühe zum Kochen bringen.
- Aus den Kalbfleischwürstchen kleine Klöße in die Suppe geben. Den Ingwer schälen und sehr fein hacken oder reiben. Alles zusammen in ca. 20 Min. gar kochen.
- Die Petersilie waschen und trocknen. Anschließend in einem Universalzerkleinerer fein hacken. Zur Suppe geben. Mit der Sojasahne, Pfeffer und Salz abschmecken, nochmals aufwallen lassen, heiß servieren.

Variante Wer mag, kann diese Suppe auch pürieren, das gibt eine cremige Konsistenz. Wenn Sie die Suppe etwas dicker mögen, geben Sie einfach ein wenig mehr Sojasahne hinzu. Sie können statt der Petersilie auch eine tiefgefrorene Kräutermischung verwenden.

Nährwerte pro Portion
424 kcal • 18 g F • 19 g E • 46 g KH • 552 mg ω3 • 8 mg Fe

Phase 2 Akuter Schub	Phase 3 Ausklingender Schub	Phase 4 Remission
grün	grün	grün

Extraportion Eisen

Möhren-Kokos-Süppchen

Für 3 Personen • gelingt leicht
40 Min.

50 g Frühlingszwiebeln • 2 EL Rapsöl • 500 g Möhren • 1 TL Koriander • 1 EL milder Curry • Pfeffer, frisch gemahlen • Salz • 600 ml Gemüsefond • 300 ml Kokosmilch (Dose, ungesüßt) • 100 ml Sahne • abgeriebene Schale von 1 Limette

- Die Frühlingszwiebeln waschen, in feine Ringe schneiden und im Rapsöl glasig dünsten. Die Möhren putzen und in grobe Würfel schneiden, zugeben und anschwitzen. Koriander, Curry, Pfeffer und Salz zugeben. Gemüsefond angießen und zugedeckt ca. 20 Min. garen.

- Die Suppe pürieren. Dann die Kokosmilch zugeben und erhitzen. Mit dem Limettenabrieb und den angegebenen Gewürzen abschmecken. Die Sahne steif schlagen. Die Suppe mit Sahnetupfern und etwas Currypulver garnieren.

Nährwerte pro Portion
442 kcal • 35 g F • 12 g E • 21 g KH • 961 mg ω3 • 7 mg Fe

Phase 2 Akuter Schub	Phase 3 Auskl. Schub	Phase 4 Remission
rot	grün	grün

Nahrhaft

Bunte Gemüsesuppe

Für 3 Personen • geht schnell
30 Min.

350 g Kartoffeln • 700 ml Gemüsebrühe • 300 g Tiefkühlgemüsemischung (z. B. Kaisergemüse) • Salz • Pfeffer, frisch gemahlen • Muskatnuss • 100 g Schmand • 1 Bund Kerbel

- Die Kartoffeln schälen und in kleine Würfel schneiden. In einem Topf die Gemüsebrühe zum Kochen bringen und die Kartoffeln zugeben.

- Nach ca. 10 Min. das Tiefkühlgemüse zugeben und ca. 5 Min. garen. Je nach Geschmack pürieren und mit Muskat, Schmand, Pfeffer und Salz abschmecken. Den Kerbel fein hacken und über die Suppe geben.

Tipp Die Zubereitung dieser Suppe ist kinderleicht. Suppen eignen sich generell gut als Ergänzung zu einer Brotmahlzeit. So wird der Körper zusätzlich mit wertvollen Pflanzenstoffen versorgt.

Nährwerte pro Portion
257 kcal • 11 g F • 9 g E • 29 g KH • 246 mg ω3 • 5 mg Fe

Phase 2 Akuter Schub	Phase 3 Auskl. Schub	Phase 4 Remission
grün	grün	grün

Leicht und bekömmlich

Zucchini-Süßkartoffel-Eintopf

Für 2 Personen • gelingt leicht
30 Min.

200 g Süßkartoffel • 200 g Zucchini • 300 ml Gemüsebrühe (Instant) • 4 EL Milch (ggf. laktosearm) • 1 EL gehäufter Frischkäse (ggf. laktosearm) • Salz • Pfeffer, frisch gemahlen • 1 TL Tiefkühlkräutermischung

- Die Süßkartoffeln schälen, bei den Zucchini nur wenig Schale entfernen. Das Gemüse in mittelgroße Würfel schneiden und in der Gemüsebrühe ca. 10–15 Min. weich kochen.

- Die Gemüsebrühe abgießen. Nun die Milch und den Frischkäse zufügen, das Ganze nach Belieben salzen und pfeffern und ca. 5 bis 10 Min. auf mittlerer Hitze ausgaren lassen. Wer mag, der gibt Tiefkühlkräuter hinzu.

Variante Wem diese Variante zu einfach ist, der kann gekochtes Geflügelfleisch dazu kombinieren.

Nährwerte pro Portion
162 kcal • 6 g F • 7 g E • 19 g KH • 213 mg ω3 • 2 mg Fe

Phase 2 Akuter Schub	Phase 3 Auskl. Schub	Phase 4 Remission
grün	grün	grün

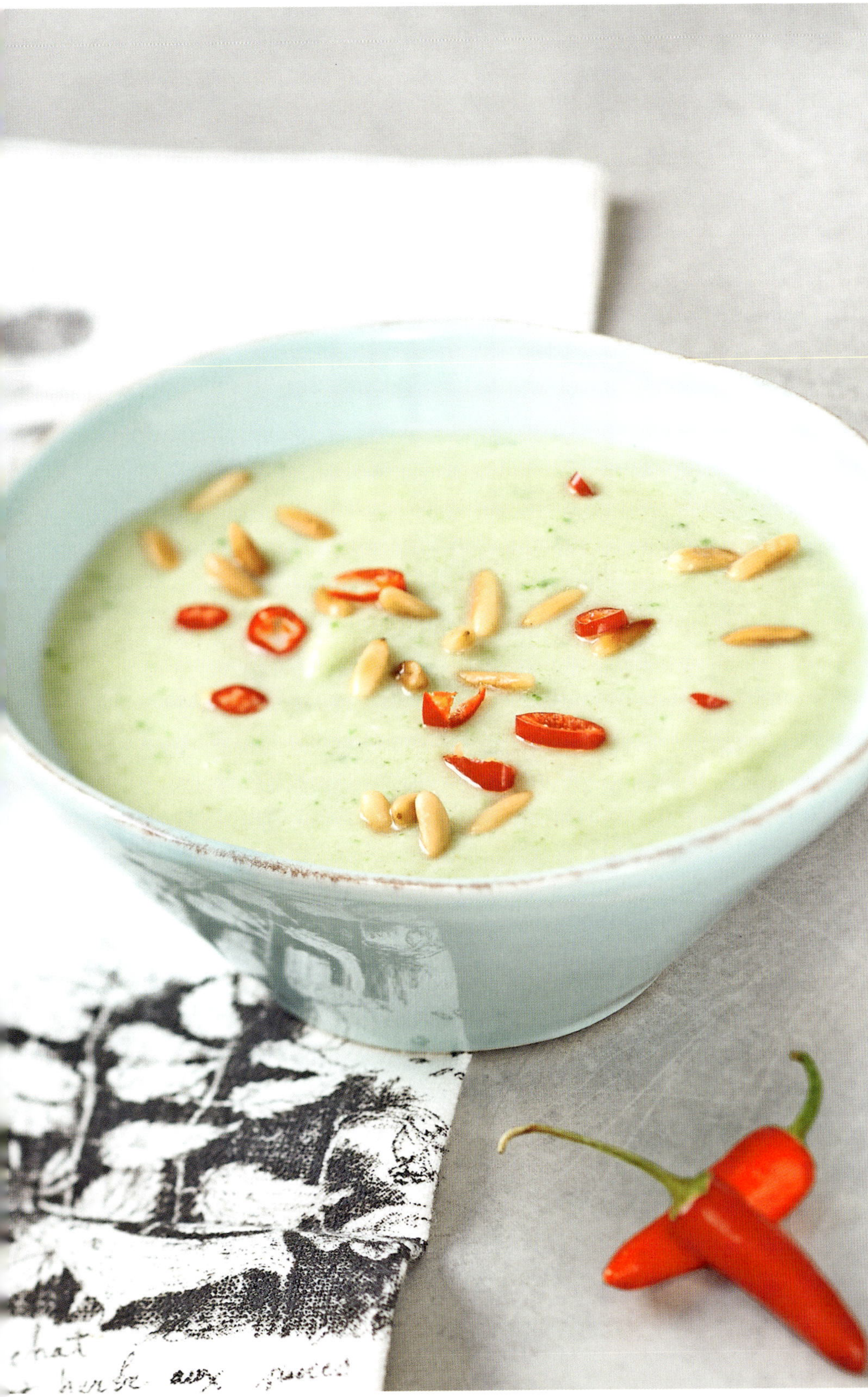

Fein im Geschmack

Zuppa di cavolfiore

Für 4 Personen • gelingt leicht
⏲ 40 Min.

1 Gemüsezwiebel • etwas Butterschmalz • 1 TL Kreuzkümmel • 5 Bärlauchblätter • Zimt • 1–1,2 kg Blumenkohl • 500 ml Gemüsebrühe • 400 ml Kokosmilch • Chili • Salz • Pfeffer, frisch gemahlen • Pinienkerne, frisch angeröstet

- Die Zwiebel fein hacken und im Butterschmalz ca. 5 Min. auf kleiner Flamme glasig dünsten. Den Kreuzkümmel zugeben und erhitzen. Bärlauch waschen und hacken. Bärlauch und etwas Zimt hinzufügen.

- Blumenkohl zerteilen und dazugeben. Kurz anbraten, dann mit so viel Brühe aufgießen, dass alles mit Flüssigkeit bedeckt ist. 20 Min. köcheln lassen. Die Kokosmilch nach der Hälfte der Zeit zugeben. Die Suppe pürieren, mit Salz und Pfeffer abschmecken und mit Chili und Pinienkernen bestreuen.

Nährwerte pro Portion
281 kcal • 20 g F • 13 g E • 13 g KH • 293 mg ω3 • 4 mg Fe

Phase 2	Phase 3	Phase 4
Akuter Schub	Auskl. Schub	Remission

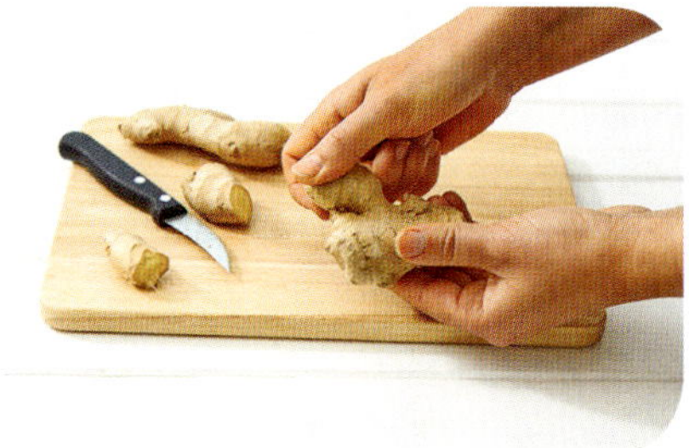

« Zunächst wird ein kleines Stück von der Ingwerknolle abgebrochen.

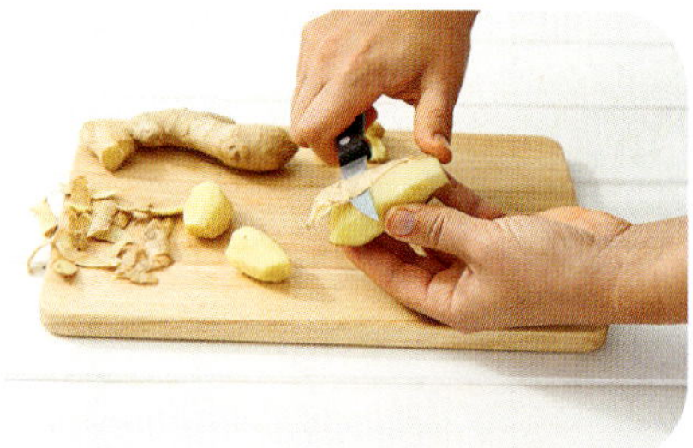

« Ingwer rundherum mit einem Messer dünn schälen.

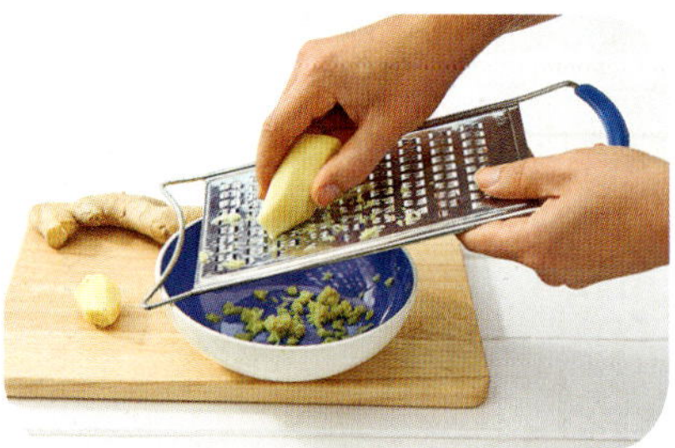

« Ingwer auf einer Keramikreibe fein reiben. Auch eine Gemüsereibe aus Metall eignet sich.

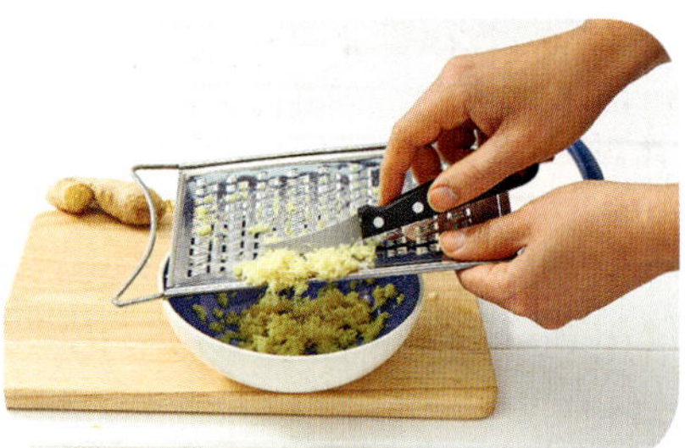

« Ingwer samt ausgetretenem Saft weiterverarbeiten.

Mit Erdnusscreme

Möhren-Ingwer-Suppe

Für 4 Personen • gut vorzubereiten
35 Min.

2 EL frisch geriebener Ingwer • 30 g Butter • 400 g Möhren • 1 EL Erdnusscreme • 1 TL Honig • 100 ml Haferdrink natur • 500 ml Gemüsebrühe • 300 ml Sahne • 50 g gemahlene Mandeln • Pfeffer, frisch gemahlen • Salz • Koriandergrün für die Dekoration

- 1 EL frisch geriebenen Ingwer in der Butter erwärmen.

- Die Möhren waschen, schälen und grob klein schneiden. Zum Ingwer in den Topf geben und kurz mitanschwitzen. Erdnusscreme und Honig zufügen, gut verrühren und mit etwas Wasser ablöschen.

- Wenn die Flüssigkeit fast verkocht ist, Haferdrink und die Gemüsebrühe zufügen. Mit dem restlichen Ingwer würzen und alles gut 15 Min. kochen lassen. Sind die Möhren weich, Sahne und gemahlene Mandeln zufügen. Einmal aufkochen lassen und im Mixer oder mit dem Pürierstab pürieren. Mit Pfeffer und Salz abschmecken.

- Koriander waschen und zupfen. Die Suppe auf Teller geben und mit Korianderblättchen dekorieren.

Tipp Wissenschaftliche Untersuchungen stützen die Wirksamkeit von Ingwer bei Verdauungsbeschwerden. So soll das Heilgewürz auch bei Übelkeit helfen.

Nährwerte pro Portion
443 kcal • 39 g F • 9 g E • 16 g KH • 483 mg ω3 • 4 mg Fe

Phase 2 Akuter Schub	**Phase 3** Ausklingender Schub	**Phase 4** Remission

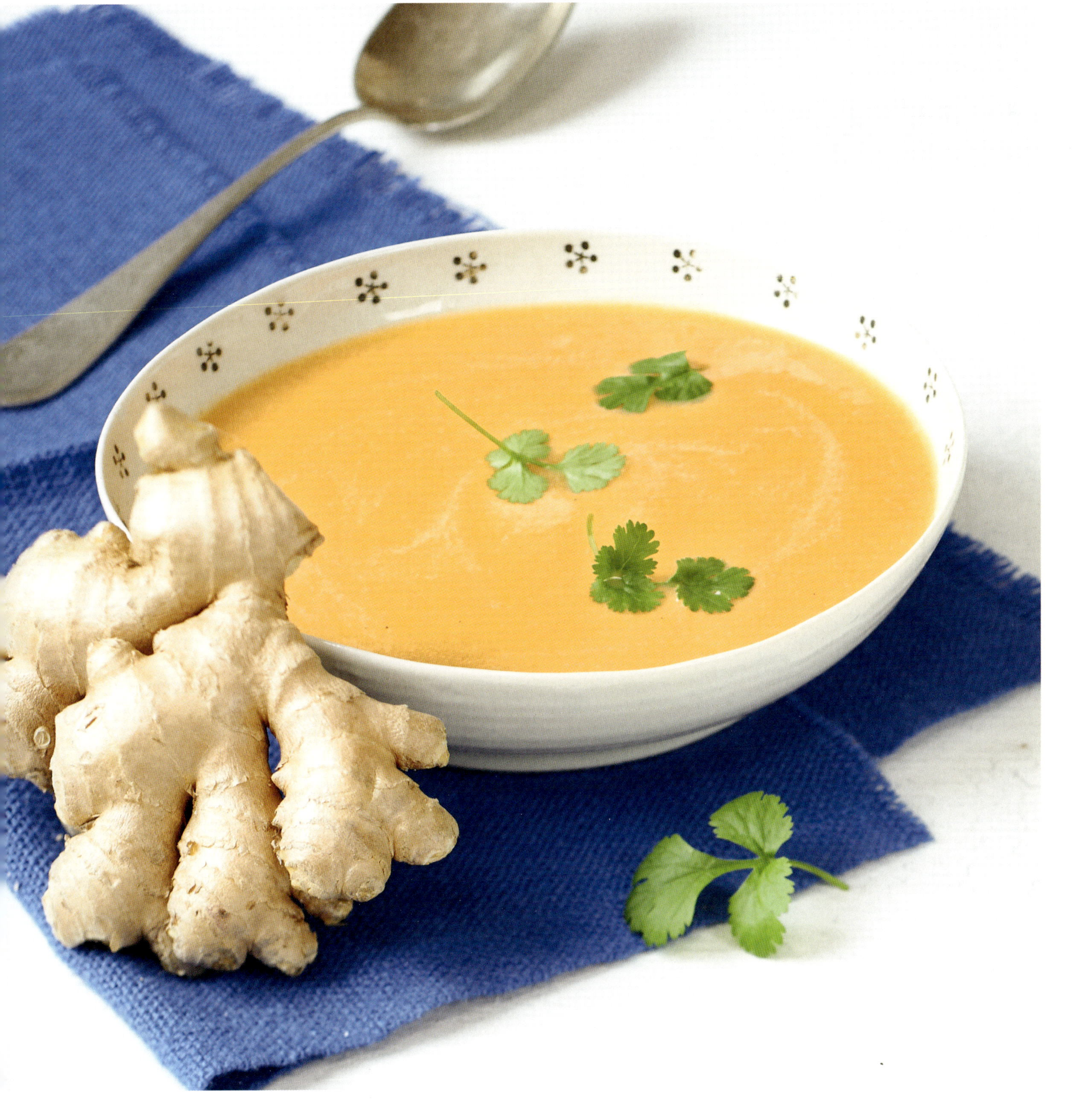

Kalorien mit Vanille verpackt

Feine Grießsuppe

Für 2 Personen • preisgünstig
⏲ 15 Min.

500 ml Milch • 1 Prise Salz • ½ Vanilleschote • 30 g feiner Weizengrieß • 10 g gemahlene Mandeln • 50 g Zucker • 2 Fädchen Safran

- Milch und Salz unter gelegentlichem Rühren zum Kochen bringen. Die halbe Vanilleschote längs aufschneiden, auskratzen und das Mark zur Milch geben.

- Wenn die Milch kocht, Grieß und Mandelmehl einrieseln lassen und die Kochstelle ausschalten, ca. 3–5 Min. ausquellen lassen. Mit Zucker abschmecken.

- Die Safranfädchen befeuchten. Die Suppe in tiefe Teller füllen und jeweils mittig ein Fädchen Safran platzieren. Vorsichtig mit einer Gabel spiralförmig aus der Mitte ziehen, sodass sich eine attraktive gelbe Spur ergibt.

Nährwerte pro Portion
341 kcal • 12 g F • 11 g E • 48 g KH • 134 mg ω3 • 1 mg Fe

Phase 2 Akuter Schub	Phase 3 Auskl. Schub	Phase 4 Remission

Für süße Leckermäuler

Schokoladensuppe

Für 2 Personen • geht schnell
⏲ 10 Min.

500 ml Reisdrink (mit Kalzium) • 30 g Zucker • ½ Päckchen Schokoladenpuddingpulver • 1 TL Kakao • 1 Prise Salz

- 300 ml Reisdrink mit dem Zucker in einen Topf geben und zum Kochen bringen. Dabei gelegentlich umrühren.

- Das Schokoladenpuddingpulver und den Kakao mit dem restlichen Reisdrink anrühren und in die kochende Flüssigkeit geben. Vorsichtig salzen. Nochmals aufkochen lassen. Vor dem Verzehr etwas abkühlen lassen.

Variante Alternativ kann die Schokoladensuppe auch mit kalziumangereichertem Soja- oder Haferdrink zubereitet werden. Selbstverständlich ist auch Kuhmilch (laktosearm oder laktosehaltig, je nach Verträglichkeit) eine prima Alternative.

Nährwerte pro Portion
246 kcal • 4 g F • 1 g E • 52 g KH • 1 mg ω3 • 0 mg Fe

Phase 2 Akuter Schub	Phase 3 Auskl. Schub	Phase 4 Remission

Mit reichlich Kalium

Aprikosensuppe

Für 2 Personen • braucht etwas mehr Zeit
⏲ 25 Min. + 2–3 Std. Einweichzeit

80 g getrocknete Aprikosen • Zucker nach Geschmack • 1 Päckchen Vanillezucker • 1 TL Honig

- Die Aprikosen abwaschen und klein würfeln. In einem Topf mit 500 ml Wasser 2–3 Std. einweichen lassen. Aprikosen mit dem Einweichwasser, etwas Zucker und dem Vanillezucker aufkochen.

- Wenn die Masse kocht, die Kochstelle ausstellen und die Suppe ca. 15 Min. ausgaren lassen, bis die Aprikosen weich sind. Zuletzt die Aprikosensuppe mit Honig abschmecken und die Suppe pürieren.

Tipp Diese Suppe schmeckt warm genauso gut wie kalt. Aprikosen enthalten besonders viel Kalium. Bei Durchfall liefert die Suppe prima Nachschub!

Nährwerte pro Portion
156 kcal • 0 g F • 2 g E • 34 g KH • 0 mg ω3 • 2 mg Fe

Phase 2 Akuter Schub	Phase 3 Auskl. Schub	Phase 4 Remission

» Feine Grießsuppe

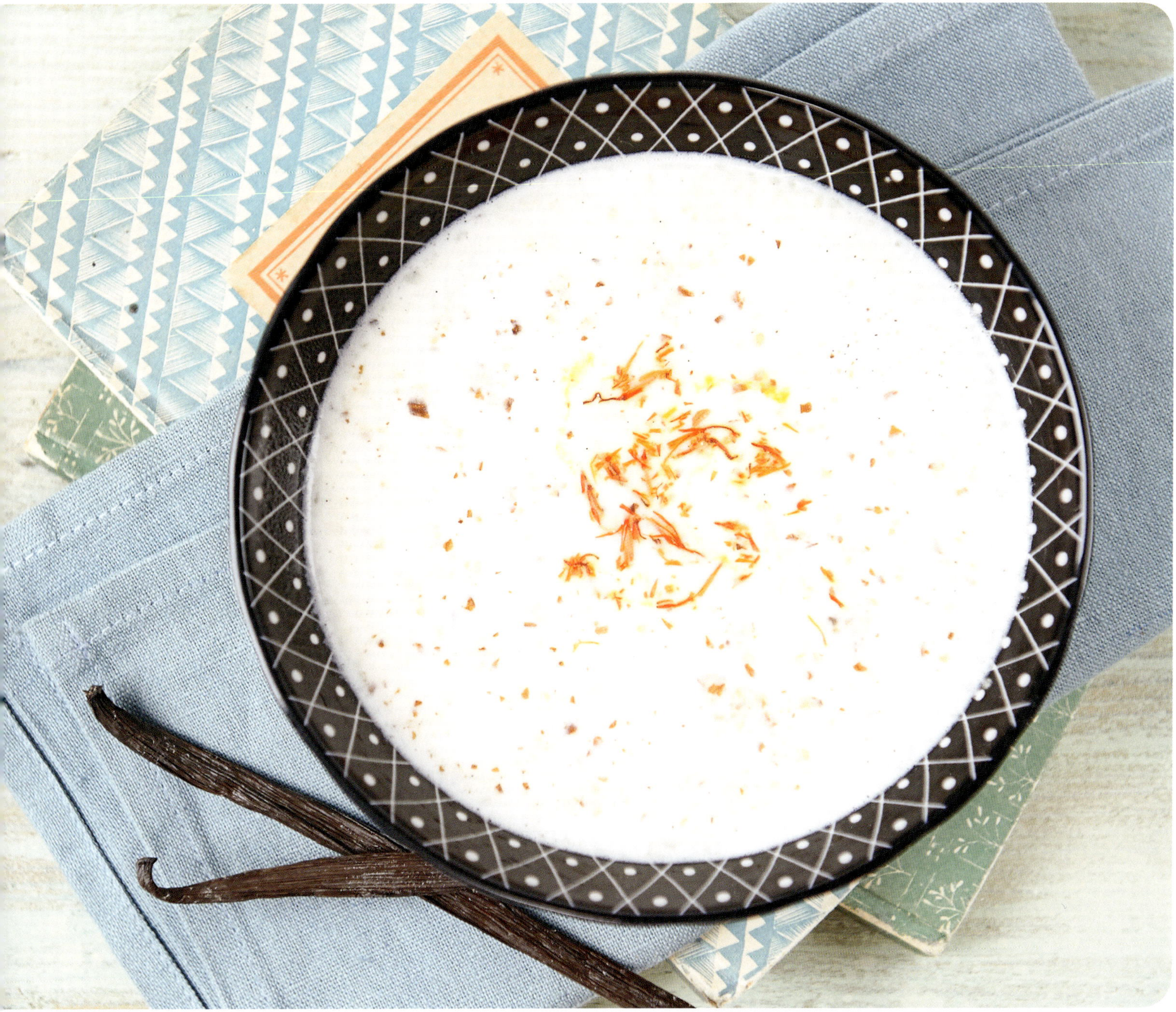

Mit Zitronengras-Aroma

Flockensuppe d'avena

Für 2 Personen • gelingt leicht
15 Min.

1 Stängel Zitronengras • 500 ml Milch • 25 g Hafermehl oder Schmelzflocken • 1 Prise Salz • Zucker • abgeriebene Zitronenschale • 1 Riegel weiße Schokolade (ca. 20 g)

- Den Zitronengrasstängel mit dem Messerrücken andrücken und mit Milch, Hafermehl und Salz unter Rühren zum Kochen bringen. Kurz vor dem Kochen die Kochstelle ausschalten und ca. 3–5 Min. ausquellen lassen. Dann das Zitronengras aus der Suppe nehmen.

- Das Hafersüppchen mit Zucker und eventuell etwas Zitronenabrieb abschmecken. Die Schokolade in Späne hobeln und die Suppe damit dekorieren.

Tipp Gerade in Schubzeiten ist dieses Rezept eine gelungene Mischung von Nährstoffen.

Nährwerte pro Portion
286 kcal • 13 g F • 11 g E • 32 g KH • 147 mg ω3 • 1 mg Fe

Phase 2 Akuter Schub	Phase 3 Auskl. Schub	Phase 4 Remission

Mit Parmaschinken

Kaltes Melonensüppchen

Für 4 Personen • geht schnell
25 Min.

1 reife Galiamelone • 1 Bund Kerbel • 100 g Eiswürfel • Pfeffer, frisch gemahlen • Salz • Zucker • 4 Scheiben Parmaschinken

- Melone halbieren, entkernen, schälen und grob zerkleinern. Kerbel waschen, zupfen und 1 EL der Blätter beiseitelegen. Restlichen Kerbel, Melone und Eiswürfel in den Mixer geben und fein pürieren. Suppe mit Pfeffer, Salz und Zucker abschmecken.

- Den Parmaschinken in feine Streifen schneiden. Die Suppe in vorgekühlte tiefe Teller gießen und die Schinkenstreifen in die Mitte legen. Mit Kerbel und Pfeffer garnieren.

Variante Wem die Suppe mit Eiswürfeln zu kalt ist, der stellt sie einfach ohne Eiswürfel her, kühlt sie aber vor dem Servieren mindestens 1 Stunde im Kühlschrank.

Nährwerte pro Portion
78 kcal • 2 g F • 6 g E • 10 g KH • 59 mg ω3 • 1 mg Fe

Phase 2 Akuter Schub	Phase 3 Auskl. Schub	Phase 4 Remission

Süße Leckerei

Bananen-Aufbaushake

Für 2 Personen • geht schnell
5 Min.

1 Banane • 1 Msp. frisch geriebener Ingwer • 20 g Sojaflocken • 400 ml Vanillehaferdrink • Mark von ¼ Vanilleschote • Zimtpulver

- Banane, Ingwer und Sojaflocken in einen hohen Rührbecher geben. Den Vanillehaferdrink und Vanillemark hinzufügen.

- Alles mit dem Pürierstab pürieren und leicht gekühlt servieren. Dazu in hohe Gläser füllen und mit etwas Zimtpulver dekorieren.

Variante Gute Verträglichkeit vorausgesetzt: Wenn Sie es etwas fruchtiger mögen, geben Sie 1–2 EL frisch gepressten Zitronensaft zum Aufbaushake. Der Drink behält dadurch seine appetitliche Farbe, schmeckt erfrischender und bringt zusätzlich gutes Vitamin C.

Nährwerte pro Portion
205 kcal • 4 g F • 7 g E • 34 g KH • 215 mg ω3 • 3 mg Fe

Phase 2 Akuter Schub	Phase 3 Auskl. Schub	Phase 4 Remission

» Flockensuppe d'avena

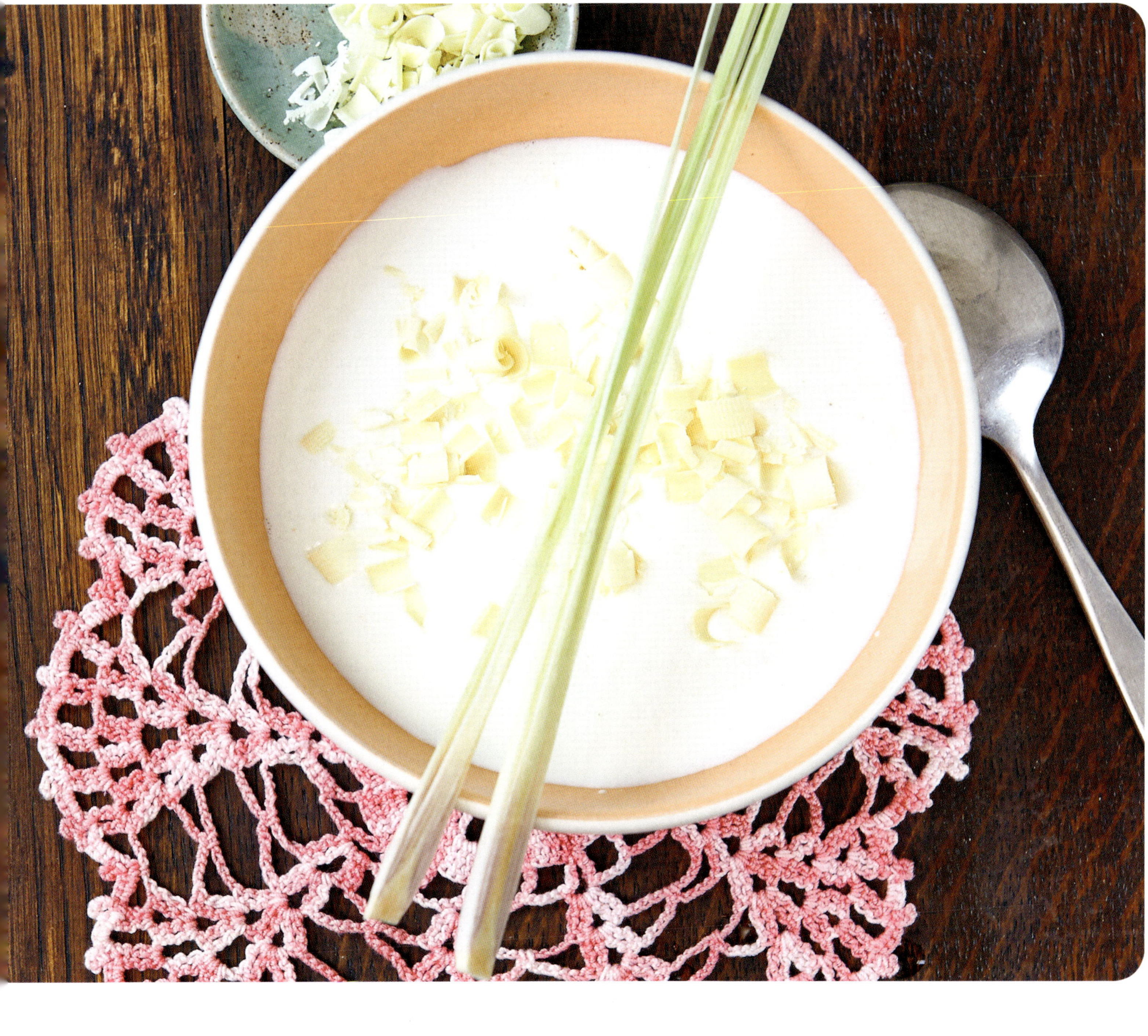

Mixgetränke & Fruchtpürees

Basis
150–250 ml bzw. g

- Vollmilch
- (laktosearme) Milch
- Reisdrink
- Haferdrink
- Sojadrink
- Mandelmilch
- Kokosmilch
- Trinknahrung
- Naturjoghurt
- Quark (80 g)

\+ **Früchte** (ca. 125 g)
ca. 2–3 Stücke

- Erdbeeren
- Pfirsichhälften
- Heidelbeeren
- Aprikosen
- Himbeeren
- Banane
- Melone
- Papaya

\+ **Anreicherung**
ca. 1–2 EL

- Schmelz-haferflocken
- Reisflocken
- Kokosflocken
- Mandelmus
- Maltodextrin
- Rapsöl (1 TL)
- Trinknahrung
- süße Sahne
- Sojaflocken
- Leinöl (1 TL)

\+ **Verfeinern**
nach Geschmack

- Zimt
- Bourbon-Vanille
- Blätter von Minze oder Zitronenmelisse
- Pimpernelle
- Kakaopulver
- Instantkaffee-pulver
- frisch geriebener Ingwer

\+ **Nachsüßen**
nach Geschmack

- Zucker
- Honig
- Süßstoff
- Reissirup
- (und andere Süß-alternativen wie Holundersirup, Ahornsirup)
- Traubenzucker

Mithilfe unseres Do-it-yourself-Baukastens können Sie im Handumdrehen bekömmliche Mixgetränke zaubern. Aussuchen, mixen, fertig!

Wählen Sie aus jeder Box eine Zutat (bei Obst auch zwei). Je nach gewählter Menge ergibt sich eine flüssige bis cremige Konsistenz, die Sie nach Ihrem Geschmack verändern können. Bei der Obstauswahl können Sie außerhalb der Saison auch Tiefkühl- oder Dosenobst verwenden. Seien Sie mit dem Süßen sehr zurückhaltend und genießen Sie lieber die Fruchtsüße. Und nun: ab in den Mixer!

Beispiel Aprikosen-Kokos-Milch:

Vollmilch + **Aprikosen** + **Kokosflocken** + **Vanille** + **Honig**

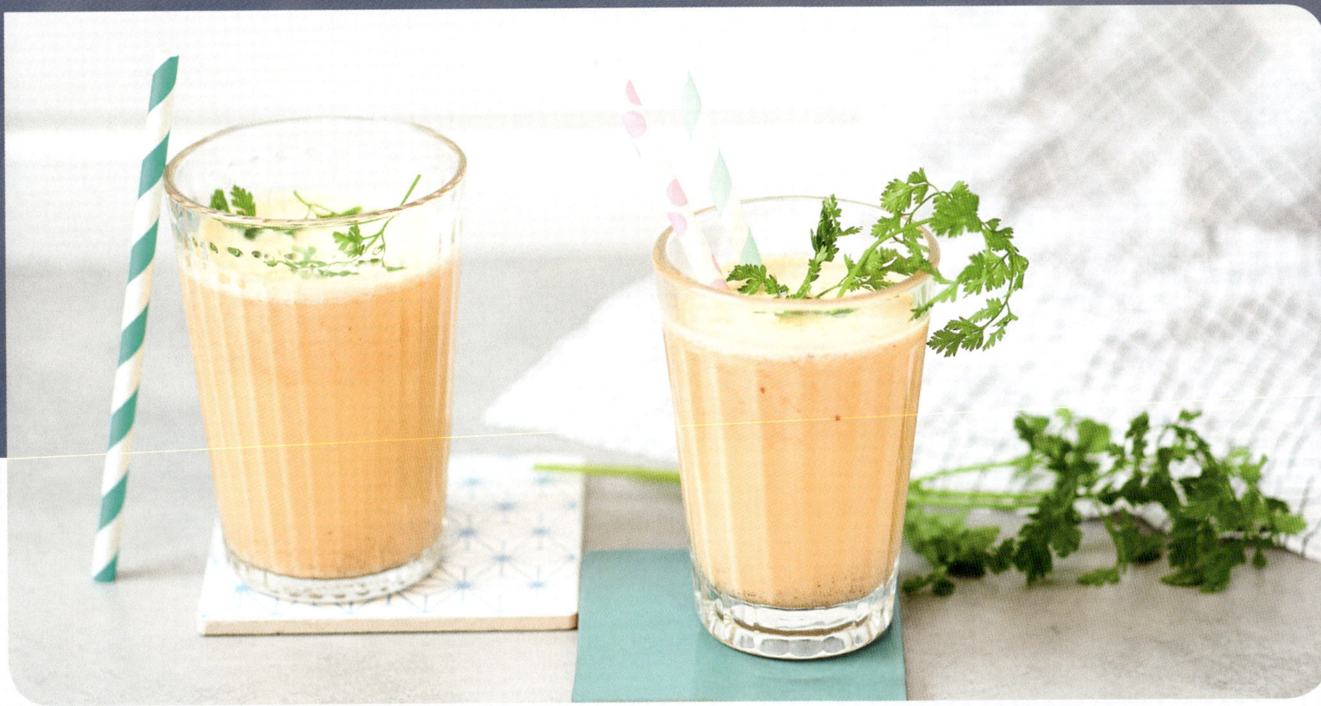

Mildes sättigendes Kraftpaket

Meister Lampes Aufbaushake

Für 2 Personen • gelingt leicht
5 Min.

- 3 mittelgroße Möhren
- 40 g gemahlene Mandeln
- 400 ml Haferdrink (natur, plus Kalzium)
- 2 TL Honig
- frische Kerbelblättchen

- Die Möhren waschen und schälen. Die geschälten Möhren in kleine Stücke schneiden und zusammen mit den gemahlenen Mandeln und dem Haferdrink in ein hohes Rührgefäß geben.

- Die Masse mit einem Pürierstab pürieren und mit dem Honig abschmecken.

- Den Shake in Gläser füllen und mit etwas Honig und Kerbelblättchen dekorieren.

Variante Wenn Sie es mögen und vertragen, schmeckt dieser Drink mit 2 EL Zitronensaft noch erfrischender. Probieren Sie es aus!

Nährwerte pro Portion
255 kcal • 13 g F • 6 g E • 27 g KH • 128 mg ω3 • 4 mg Fe

Phase 2 Akuter Schub	Phase 3 Ausklingender Schub	Phase 4 Remission

Bauchschmeichler: Pürees und Breie

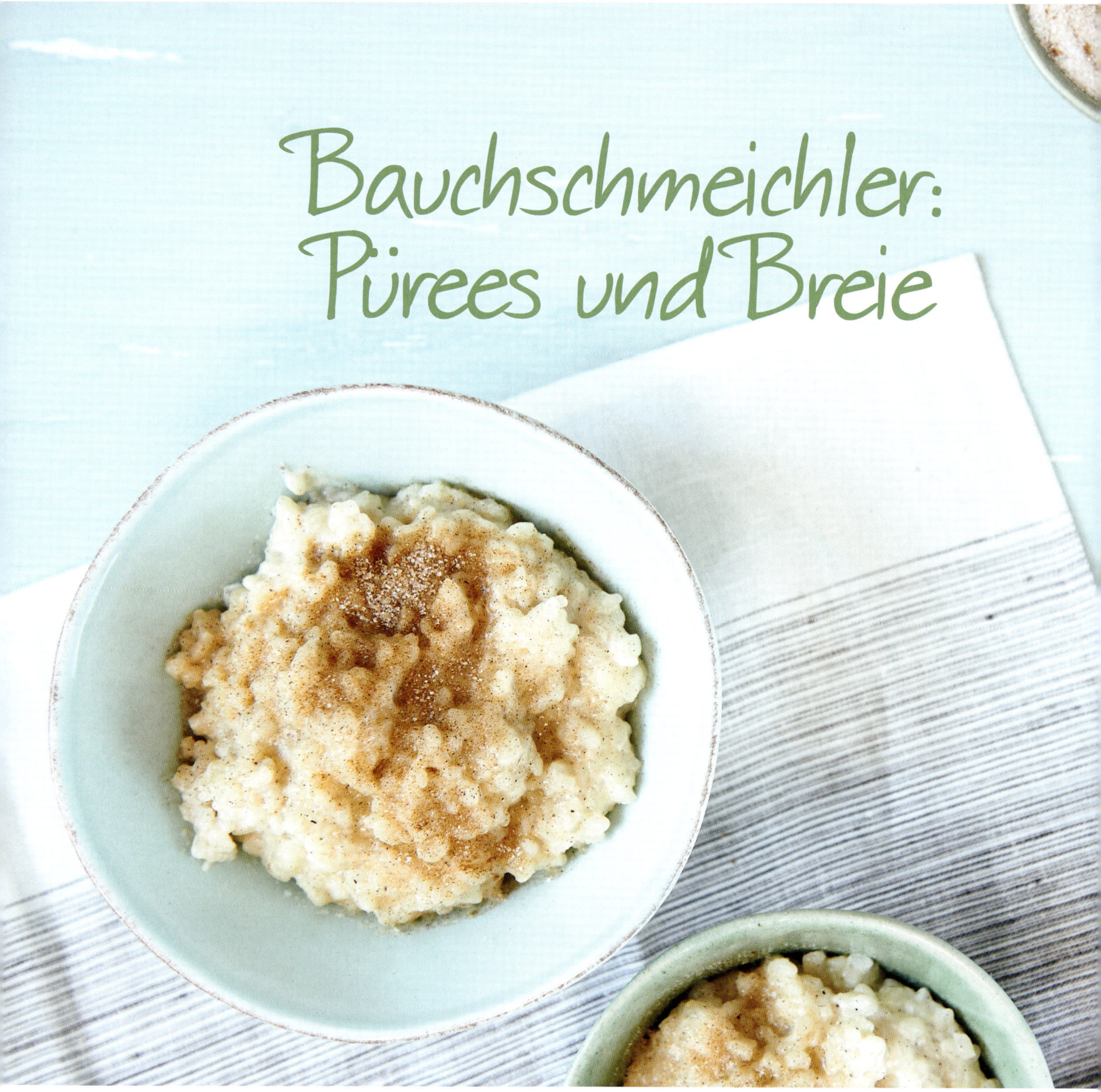

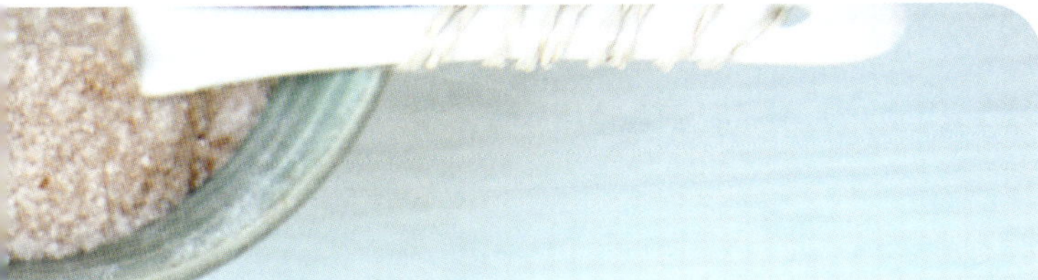

Ganz einfach

Vanille-Milchreis

Für 2 Personen • preisgünstig
⏲ 55 Min.

500 ml Milch • 125 g Milchreis • 15 g Zucker • ½ Vanilleschote • Zimtzucker

- Die Milch in einen Topf geben und den Zucker breitflächig auf den Boden rieseln lassen. Nicht rühren! Milch aufkochen. Kochstelle ausschalten (Ceranfeld auf ½ schalten) und Milchreis unter Rühren einrieseln lassen.

- Topf auf der Kochstelle stehen lassen und den Milchreis ca. 45–50 Min. bei geschlossenem Deckel ausquellen lassen. Ab und an umrühren. Der Reis ist ausgegart, wenn alle Flüssigkeit aufgesogen ist und die Masse »löchrig« wirkt.

- Die Vanilleschote der Länge nach aufschneiden und mit dem Messerrücken auskratzen. Das Mark unter die warme Reismasse rühren. Den Milchreis auf tiefen Tellern anrichten und mit etwas Zimtzucker bestreuen.

Tipp Dieses einfache Rezept kann im Sommer mit Obstkompott auch eine erfrischende Mahlzeit sein. Die ausgekratzte Vanilleschote zusammen mit Zucker in einem Schraubglas aufbewahren. Dann gibt sie ihr Restaroma an den Zucker ab.

Nährwerte pro Portion
425 kcal • 10 g F • 13 g E • 71 g KH • 121 mg ω3 • 1 mg Fe

Phase 2 Akuter Schub	**Phase 3** Ausklingender Schub	**Phase 4** Remission

Feine und kleine Einlage

Süße Grießbällchen

Für 2 Personen • gelingt leicht
⏲ 35 Min.

125 ml Haferdrink oder Milch • 1 EL Butter • etwas Salz • 65 g grober Grieß • 1 TL Zucker • 1 Ei

- In einem Topf Haferdrink oder Milch, Butter und Salz unter gelegentlichem Rühren zum Kochen bringen.

- Grieß und Zucker unter kräftigem Rühren einrieseln lassen und Kochstelle ausstellen. Etwa 2–3 Min. ausquellen lassen, dann unter kräftigem Rühren das Ei unter den Grieß rühren.

- In einem zweiten Topf – möglichst einem breiten Bratentopf (Ø 20 cm) – ca. 500 ml Wasser mit 1 TL Salz zum Sieden bringen. Von der Grießmasse mit zwei nassen Teelöffeln Klößchen abstechen und in das siedende Wasser geben. In etwa 10 Min. fertig garen lassen.

Nährwerte pro Portion
280 kcal • 14 g F • 9 g E • 29 g KH • 264 mg ω3 • 1 mg Fe

Phase 2 Akuter Schub	**Phase 3** Ausklingender Schub	**Phase 4** Remission

Lecker und schonend

Schokoladen-Congee

Für 2 Personen • geht schnell
20 Min.

500 ml Haferdrink Schoko • 25 g Reisflocken • 1 Prise Salz • Kochkakao nach Belieben

- Den Haferdrink in einem Topf unter Rühren zum Kochen bringen.
- Wenn die Masse kocht, Reisflocken und das Salz einrühren, ein weiteres Mal aufkochen lassen, dann die Kochstelle ausschalten und ca. 3–5 Min. ausquellen lassen.
- Mit Kakao abschmecken.

Tipp Bei dem Haferdrink mit Schoko ist bereits Zucker zugesetzt. In den meisten handelsüblichen Haferdrinks wird Kalzium zugesetzt. So haben Sie eine zusätzliche Portion dieses knochenkräftigenden Mineralstoffs.

Nährwerte pro Portion
198 kcal • 3 g F • 4 g E • 38 g KH • 71 mg ω3 • 2 mg Fe

Phase 2 Akuter Schub	Phase 3 Auskl. Schub	Phase 4 Remission

Beruhigung für den Bauch

Hirseflocken

Für 2 Personen • geht schnell
20 Min.

50 g Hirseflocken • 100 ml Wasser • 1 reife Banane • 2 EL Zitrone • 1 EL gemahlene Mandeln • 100 g Sahne

- In einem flachen Topf die Hirseflocken mit 100 ml Wasser aufkochen. Von der Kochstelle ziehen und auskühlen lassen.
- Die Banane schälen und mit der Gabel zu Mus zerdrücken, sofort Zitronensaft zugeben, damit die Banane nicht braun wird.
- Mandelmehl, Sahne und Banane unter die Hirseflocken heben.

Variante Wenn Sie Hefeflocken mögen, können Sie anstatt der Mandeln auch Hefeflocken unter die Masse geben. Wer fettempfindlich ist, der kann im Schub die Sahne zur Hälfte mit Milch verdünnen. Zitrone muss nicht sein.

Nährwerte pro Portion
327 kcal • 19 g F • 5 g E • 34 g KH • 266 mg ω3 • 3 mg Fe

Phase 2 Akuter Schub	Phase 3 Auskl. Schub	Phase 4 Remission

Kleine Suppenbeilage

Gelbe Kraftklößchen

Für 2 Personen • gelingt leicht
35 Min.

125 ml Milch • 20 g Butter • Salz • 75 g Hirsemehl • 1 Ei • 1 Prise Muskatnuss

- In einem Topf Milch, Butter und Salz unter gelegentlichem Rühren zum Kochen bringen. Wenn die Milch kocht, den Topf von der Kochstelle nehmen, das Hirsemehl auf einmal zugeben und mit dem Handrührgerät unter kräftigem Rühren vermischen. Dann das Ei und Muskat unterziehen.
- In einem zweiten Topf – möglichst einem breiten Bratentopf (Ø 20 cm) – ca. 500 ml Wasser mit 1 TL Salz zum Sieden bringen.
- Von der Hirsemasse mit zwei nassen Teelöffeln Klößchen abstechen und in das siedende Wasser geben. In 10 Min. fertig garen lassen.

Nährwerte pro Portion
292 kcal • 15 g F • 8 g E • 32 g KH • 275 mg ω3 • 3 mg Fe

Phase 2 Akuter Schub	Phase 3 Auskl. Schub	Phase 4 Remission

Für den kleinen Hunger

Kleine Käseklößchen

Für 2 Personen • preisgünstig
25 Min.

30 g Butter • 50 g geriebener Käse • 1 Ei • 30 g Mehl • Salz

- In einer Rührschüssel die Butter mit dem Handrührgerät sahnig rühren. Geriebenen Käse, Ei, Mehl und Salz nacheinander zufügen und zu einer cremigen Masse verrühren.

- In einem zweiten, breiten Topf (Ø 20 cm) – ca. 500 ml Wasser mit 1 TL Salz zum Sieden bringen.

- Von der Käsemasse mit zwei nassen Teelöffeln Klößchen abstechen und in das beinahe siedende Wasser geben. Das Wasser darf nicht kochen. Ca. 10 Min. fertig garen lassen.

Variante Diese leckeren Käseklößchen eignen sich auch kalt als kleine Appetithappen. Wer es in Schubphasen verträgt, der kann eine Prise Paprikapulver in die Masse geben.

Nährwerte pro Portion
296 kcal • 23 g F • 12 g E • 11 g KH • 380 mg ω3 • 1 mg Fe

Phase 2 Akuter Schub	Phase 3 Auskl. Schub	Phase 4 Remission

Kräftigende Beilage

Grießklöße mit Ingwer

Für 4 Personen • gelingt leicht
35 Min.

40 g Butter • 250 ml Milch • 130 g Weichweizengrieß • 2 Eier • 1 TL frisch geriebener Ingwer • ½ TL Kurkuma • Salz

- In einem Topf die Butter und die Milch aufkochen. Wenn die Milch kocht, unter stetigem Rühren den Grieß einrieseln lassen.

- Die Eier in einer Tasse aufschlagen und unter stetigem Rühren zur Masse geben. Kurz aufkochen. Mit dem geriebenen Ingwer, Kurkuma und Salz abschmecken. Mit zwei nassen Teelöffeln oder einem Eiskugelformer Klöße formen. Die Klöße in siedender Flüssigkeit ca. 10 Min. garen.

Variante Die Klöße können auch als süße Klöße für eine Fruchtsuppe leckere Abwechslung bieten: Anstelle von Salz geben Sie 30 g Zucker zur Masse.

Nährwerte pro Portion
270 kcal • 14 g F • 9 g E • 26 g KH • 268 mg ω3 • 1 mg Fe

Phase 2 Akuter Schub	Phase 3 Auskl. Schub	Phase 4 Remission

Schonkost für den Darm

Milchfreies Kartoffelpüree

Für 2 Personen • gelingt leicht
25 Min.

500 g mehlig kochende Kartoffeln • Salz • 160 ml Haferdrink (mit Kalzium) • Muskatnuss

- Die Kartoffeln schälen und in kleine Würfel schneiden. In einen Topf mit Deckel eine Tasse Wasser und eine Prise Salz geben.

- Die Kartoffelwürfel dazugeben und alles aufkochen, bis Dampf zwischen Topf und Deckel erscheint, dann Kochstelle auf die kleinste Stufe stellen und in 15 Min. gar kochen.

- Abgießen und mit den Rührbesen des Handrührgeräts unter Zugabe des Haferdrinks zerkleinern. Mit Salz und Muskat abschmecken und servieren.

Variante Statt des Haferdrinks kann selbstverständlich auch (laktosearme) Kuhmilch verwendet werden!

Nährwerte pro Portion
217 kcal • 1 g F • 6 g E • 44 g KH • 55 mg ω3 • 1 mg Fe

Phase 2 Akuter Schub	Phase 3 Auskl. Schub	Phase 4 Remission

Hohe biologische Wertigkeit

Einfacher Eierstich, Grundrezept

Für 4 Personen • preisgünstig
20 Min.

2 Eier • 5–7 EL Sahne • Muskatnuss • Pfeffer, frisch gemahlen • Salz • Butter für die Form

- Die Eier in einem hohen Gefäß mit den Rührbesen des Handrührgeräts verquirlen. Die Sahne zugießen und die Masse sehr kräftig mit Muskatnuss, Pfeffer und Salz abschmecken.

- Die Masse in eine flache, gefettete Auflaufform (500 ml) geben und bei 360 W Mikrowellenleistung ca. 8 Min. ausgaren lassen.

Tipp Die Masse geht während des Garens etwas auf und fällt am Ende wieder in sich zusammen. Sie ist dann stichfest und lässt sich in kleine gleichmäßige Würfel schneiden und kann so zu Suppen und Kartoffelgerichten serviert werden.
Wenn Sie eine flache Form verwenden, können Sie den fertigen Eierstich auch mit Förmchen ausstechen und so ganz leicht einen Blickfang für appetitliche Suppeneinlagen selbst herstellen.

Nährwerte pro Portion
348 kcal • 34 g F • 10 g E • 3 g KH • 588 mg ω3 • 1 mg Fe

Phase 2 Akuter Schub	Phase 3 Ausklingender Schub	Phase 4 Remission

In Rot, Gelb und Grün

Kunterbunte Eierstichvarianten

Für 4 Personen • gelingt leicht
20 Min.

4 Eier • 300 ml Sahne • Muskatnuss • Pfeffer, frisch gemahlen • Salz • Butter für die Form • 1 TL Tomatenmark • ½ TL Kurkuma (alternativ Curry, mild) • 1 TL fein gehackter Kerbel

- Die Eier in einem hohen Gefäß mit den Rührbesen des Handrührgeräts verquirlen. Die Sahne zugießen und die Masse kräftig mit Muskatnuss, Pfeffer und Salz abschmecken. Drei breite Auflaufförmchen oder weite Kaffeetassen fetten.

- ⅓ der Masse mit dem Tomatenmark vermengen, ⅓ der Masse mit Kurkuma oder Curry vermengen, ⅓ mit dem gehackten Kerbel vermengen. Anschließend in drei Auflaufförmchen füllen.

- Die Auflaufförmchen mit Alufolie abdecken. In einen flachen Bratentopf Wasser einfüllen, sodass die Förmchen zu mindestens ⅔ hoch im Wasser stehen. Das Wasser zum Sieden bringen und dann ca. 20 Min. die Temperatur knapp unterhalb des Kochpunktes halten. Den fertigen Eierstich stürzen und in Würfel schneiden.

- Die Masse in den gefetteten Förmchen bei 360 W Mikrowellenleistung ca. 12–15 Min. ausgaren lassen

Tipp Die »farblichen« Varianten eignen sich bevorzugt ab Phase 3. Im akuten Schub kann der Eierstich auch ungefärbt bleiben.

Nährwerte pro Portion
350 kcal • 34 g F • 10 g E • 3 g KH • 590 mg ω3 • 1 mg Fe

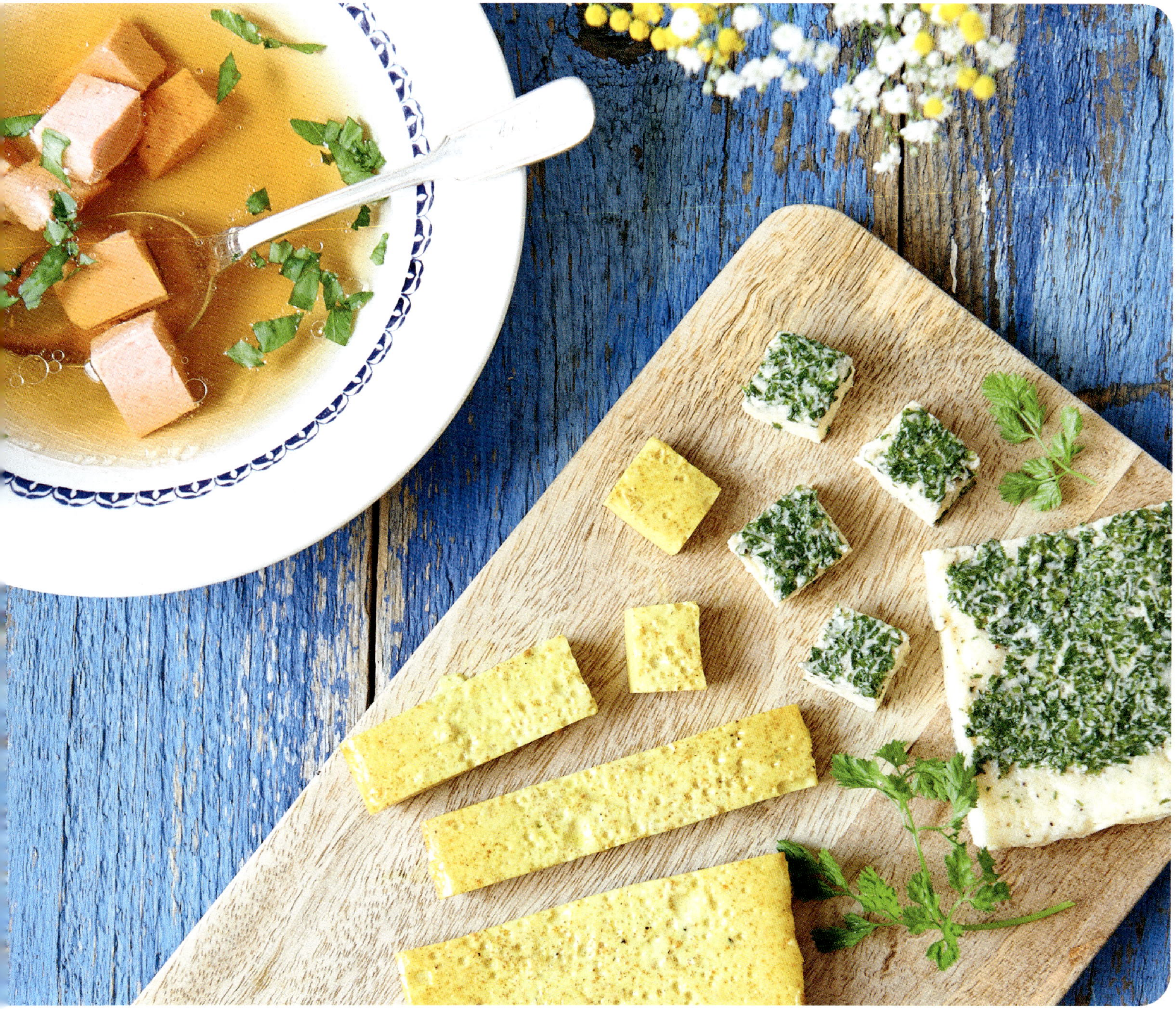

Stichfester Kartoffelbrei

Kartoffelschnee

Für 2 Personen • gelingt leicht
25 Min.

500 g Kartoffeln • Salz • 1 EL Butter • 250 g Schmand • Milch • Muskatnuss

- Die Kartoffeln schälen und in einen Topf mit etwas Salz geben. Eine Tasse Wasser angießen und bei geschlossenem Deckel aufkochen, bis Dampf zwischen Topf und Deckel erscheint.

- Kochstelle auf Stufe 1 stellen und die Kartoffeln 15 Min. garen. Danach das Wasser abgießen.

- Butter und Schmand zu den Kartoffeln geben. Alle Zutaten mit den Rührbesen des Handrührgeräts zerkleinern. Wenn die Masse zu fest ist, etwas Milch zugeben. Mit Muskat und Salz abschmecken.

Tipp Durch die Verwendung von Schmand anstelle von Milch erhalten Sie hier eine Extraportion Eiweiß.

Nährwerte pro Portion
592 kcal • 47 g F • 8 g E • 34 g KH • 641 mg ω3 • 1 mg Fe

Phase 2 Akuter Schub	Phase 3 Ausklingender Schub	Phase 4 Remission

Ein echtes Kraftpaket

Kartoffelpotpourri

Für 2 Personen • gelingt leicht
35 Min.

200 g Kartoffeln • 1 Prise Kümmelpulver • 2 Eier • 70 g Butter • 200 g Quark (20 % Fett i.Tr.) • 50 g geriebener Käse • Muskatnuss • Pfeffer, frisch gemahlen • Salz

- Die Kartoffeln schälen. Die geschälten Kartoffeln halbieren und in einem Topf mit 1 Tasse Wasser und dem Kümmelpulver auf höchster Stufe zum Kochen bringen. Wenn Dampf zwischen Topf und Deckel erscheint, die Kochstelle auf 1 stellen und die Kartoffeln 20 Min. garen lassen, ohne den Deckel zu lüften.

- In der Zwischenzeit die Eier mittelweich bis fest kochen und abschrecken. Anschließend schälen und klein hacken.

- Butter, Quark, Käse und die zerkleinerten Eier zu den gegarten Kartoffeln geben und alles zusammen mit den Rührbesen des Handrührgeräts kurz zerkleinern und grob vermengen. Mit Muskatnuss, Pfeffer und Salz würzen.

Nährwerte pro Portion
678 kcal • 58 g F • 24 g E • 16 g KH • 916 mg ω3 • 2 mg Fe

Phase 2 Akuter Schub	Phase 3 Ausklingender Schub	Phase 4 Remission

Aromatisch-luftige Mahlzeit

Hirsesoufflé

Für 2 Personen • gelingt leicht
45 Min.

125 g Hirse • 250 ml Gemüsebrühe • 2 Eier • 100 g geriebener Käse • 1 Päckchen TK-Petersilie • Muskatnuss • Pfeffer, frisch gemahlen • Salz • Butter für die Form

- Eine Auflaufform fetten. Den Backofen auf 200 Grad Ober- und Unterhitze vorheizen.
- Die Hirse kalt überspülen. Anschließend mit der Gemüsebrühe aufkochen. Wenn die Masse kocht, Kochstelle ausschalten und die Hirse ca. 25 Min. ausquellen lassen.
- Die Eier trennen. In einem hohen Gefäß das Eiweiß mit den Rührbesen des Handrührgeräts steif schlagen.
- Eigelbe, Käse und Petersilie zur Hirsemasse geben und alles miteinander vermengen. Kräftig mit Muskat, Pfeffer und Salz abschmecken.
- Den Eischnee vorsichtig mit einem Schneebesen unter die Hirsemasse heben und diese anschließend in die gefettete Form geben. Den Rand sauber putzen.
Die Form mittig auf die zweite Schiebeleiste von unten setzen und in ca. 15 Min. goldbraun backen.

Tipp Das Soufflé muss sofort nach dem Garen serviert werden, weil es sonst in sich zusammenfällt.

Nährwerte pro Portion
532 kcal • 24 g F • 29 g E • 50 g KH • 549 mg ω3 • 10 mg Fe

Phase 2 Akuter Schub	**Phase 3** Ausklingender Schub	**Phase 4** Remission

Extraportion Omega-3-Fettsäuren

Hirsepfannkuchen

Für 2 Personen • braucht etwas mehr Zeit
45 Min.

50 g Hirsemehl • 100 g Schmand • 2 Eier • Zimtpulver • Pfeffer, frisch gemahlen • Salz • 300 g Zucchini • 200 g Möhren (alternativ Kohlrabi oder Pastinaken) • 40 g Rapsöl • 30 g geriebener Gouda

- In einer Rührschüssel Hirsemehl und Schmand mit den Rührbesen des Handrührgeräts vermengen. Die Eier einzeln unter den Teig rühren. Mit Zimt, Pfeffer und Salz würzen.
- Zucchini waschen, mit der groben Reibe der Küchenmaschine in Stifte schneiden. Möhren waschen, schälen und mit der feinen Reibe der Küchenmaschine reiben. Beide Gemüsesorten mischen und mit Pfeffer und etwas Salz würzen.
- In einer Pfanne das Öl erhitzen und mit einer Schöpfkelle Teig in die Pfanne geben. Kochstelle nicht zu hoch schalten. Gemüsestifte gleichmäßig auf dem noch nicht gestockten Teig verteilen, auch den Rand belegen.
- Nach etwa 5 Min., wenn die Masse fest wird, Pfannkuchen wenden und von der anderen Seite 5–8 Min. goldgelb backen. Anrichten, mit dem geriebenen Käse bestreuen und heiß servieren.

Nährwerte pro Portion
600 kcal • 47 g F • 17 g E • 28 g KH • 2560 mg ω3 • 7 mg Fe

Phase 2 Akuter Schub	**Phase 3** Ausklingender Schub	**Phase 4** Remission

Frühstücksideen

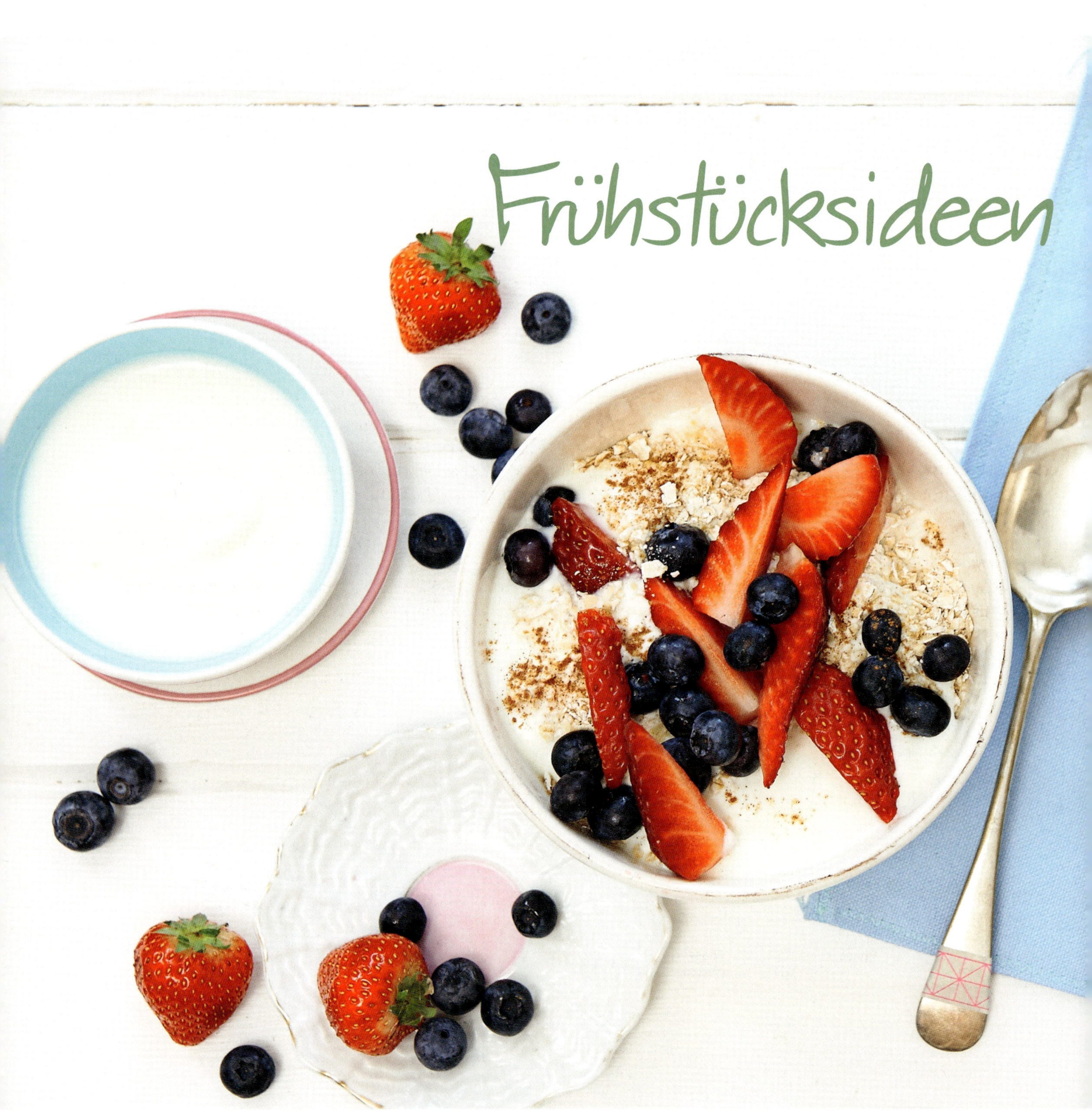

Frisch und lecker

Beerenflocken

Für 1–2 Personen • gut vorzubereiten
15 Min.

50 g feine Haferflocken • Mineralwasser • 2 EL Heidelbeeren (alternativ tiefgekühlt) • 2 EL Erdbeeren (alternativ tiefgekühlt) • 3 EL Magerquark • 4 EL Naturjoghurt (3,8 % Fett) • 1 TL Ahornsirup • etwas ausgekratztes Vanillemark • 1 Prise Zimt

- Die Haferflocken in eine Schüssel füllen und mit so viel Mineralwasser zugeben, dass sie gut feucht sind. Die Haferflocken etwas einweichen lassen.

- Die Beeren waschen und verlesen. Die Erdbeeren putzen und ja nach Größe klein schneiden. Verwenden Sie Tiefkühlware diese eventuell in einen Topf geben und kurz aufkochen.

- Quark und Joghurt unter die leicht gequollenen Haferflocken rühren. Obst, Ahornsirup, Vanillemark und Zimt hinzufügen. Durch Zugabe von etwas mehr Mineralwasser eventuell cremiger rühren.

Variante Bei erhöhtem Kalorienbedarf können Sie das Mineralwasser durch Sahne, Raps- oder Leinöl ersetzen und das Müsli zusätzlich mit Mandelmus anreichern.

Nährwerte pro Portion
185 kcal • 49 g F • 11 g E • 26 g KH • 89 mg ω3 • 2 mg Fe

Phase 2 Akuter Schub	Phase 3 Ausklingender Schub	Phase 4 Remission
rot	grün	grün

Laktosearmer Genuss

Milchfreier Vanille-Macchiato

Für 2 Personen • geht schnell
5 Min.

250 ml Vanillehaferdrink • 90 ml Espresso • 1 Msp. Backkakao

- Den Vanillehaferdrink in einem kleinen Milchtopf sachte erhitzen und währenddessen mit dem Milchaufschäumer aufschäumen. (Das funktioniert zur Not auch gut mit einem kleinen Schneebesen.) Alternativ den Vanillehaferdrink in zwei hohe hitzebeständige Lattemacchiato-Gläser füllen und mit der Aufschäumerdüse der Espressomaschine mindestens 2 Min. lang aufschäumen.

- Jeweils einen Espresso à 45 ml zubereiten und vorsichtig in das Glas gießen. Dann mit etwas Kakao bestäuben und mit einem Strohhalm servieren.

Tipp Häufig ist Espresso besser verträglich als Kaffee. Und in dieser Zubereitung brauchen Sie auch im Schub nicht auf den morgendlichen Muntermacher zu verzichten. Wenn Sie mögen, können Sie durch Verwendung von Soja Macchiato einen noch intensiveren Geschmack erzeugen.

Nährwerte pro Portion
75 kcal • 2 g F • 2 g E • 13 g KH • 35 mg ω3 • 1 mg Fe

Phase 2 Akuter Schub	Phase 3 Ausklingender Schub	Phase 4 Remission
gelb	grün	grün

Kräftigend und gut verträglich

Trinkmüsli mit Mandeln

Für 2–3 Personen • geht schnell
10 Min.

1 Apfel • 1 Banane • 1 EL Weizenkeime • 2 EL gemahlene Mandeln • 500 ml Vanillehaferdrink • 2 EL Haferschmelzflocken

- Den Apfel und die Banane schälen und in grobe Stücke schneiden. In ein hohes Rührgefäß geben. Mit Weizenkeimen und gemahlenen Mandeln vermengen und mit dem Vanillehaferdrink aufgießen.

- Mit dem Pürierstab pürieren und je nach gewünschter Konsistenz gegebenenfalls Schmelzflocken unterrühren.

- Das Trinkmüsli in zwei hohe Gläser füllen und in Schlückchen langsam genießen.

Tipp Weizenkeime liefern wertvolles Folat.

Nährwerte pro Portion
315 kcal • 9 g F • 8 g E • 49 g KH • 164 mg ω3 • 3 mg Fe

Phase 2 Akuter Schub	Phase 3 Auskl. Schub	Phase 4 Remission

Extraportion Folsäure

Zimt-Apfel-Start

Für 1 Person • gelingt leicht
15 Min.

3 EL feine Instanthaferflocken • 3 EL Sahne • 4 EL Milch • 1 kleiner Apfel (ca. 150 g) • 1 EL Haselnussmehl • ½ TL Weizenkeime • Zimtzucker

- Die Instantflocken mit Sahne und Milch vermengen.

- Einen kleinen Apfel waschen, das Kerngehäuse entfernen und – wenn verträglich mit Schale – in kleine Würfel schneiden. Zügig unter die Hafer-Milch-Mischung ziehen.

- Mit dem Haselnussmehl und den Weizenkeimen vermischen und je nach Geschmack mit dem Zimtzucker bestreuen.

Tipp Weizenkeime liefern wertvolles Folat.

Nährwerte pro Portion
427 kcal • 23 g F • 9 g E • 47 g KH • 260 mg ω3 • 4 mg Fe

Phase 2 Akuter Schub	Phase 3 Auskl. Schub	Phase 4 Remission

Extraportion Eiweiß

Hafermüsli mit Sojaflocken

Für 4 Personen • geht schnell
5 Min.

4 EL Sojaflocken • 8 EL Instanthaferflocken • 500 ml Milch • 2 EL Sesammus • 1 Msp. Zimt

- Sojaflocken mit den Instanthaferflocken mischen und die trockene Menge auf vier Schüsselchen verteilen.

- Die Milch mit dem Sesammus verrühren und – je nach Bekömmlichkeit und Geschmack – etwas erwärmen. Anschließend die Sesammilch über die Flockenmischung geben und jeweils mit etwas Zimt bestreuen.

Tipp Sesam liefert wertvolles Kalzium.

Nährwerte pro Portion
217 kcal • 11 g F • 11 g E • 17 g KH • 259 mg ω3 • 3 mg Fe

Phase 2 Akuter Schub	Phase 3 Auskl. Schub	Phase 4 Remission

Extraportion Eisen

Grüne Brötchen

Für 8 Stück • braucht etwas mehr Zeit
1 Std.

70 g Kürbiskerne • 150 g Dinkelmehl • 4 gestrichene TL Backpulver • 1 Ei • 250 g Speisequark (20 % Fett i.Tr.) • 1 Msp. Korianderpulver • ½ TL Salz • Kondensmilch

- Den Backofen auf 180 Grad Ober- und Unterhitze vorheizen. Die Kürbiskerne in einem Universalzerkleinerer sehr fein zerhacken.

- In einer Rührschüssel Mehl und Backpulver vermengen. Mit den Rührbesen des Handrührgeräts das Ei und den Quark unterziehen.

- Korianderpulver und Salz sorgfältig unter die Masse rühren. Zum Schluss die Kürbiskerne kurz unterrühren.

- Ein Backblech mit Backpapier belegen. Mit nassen Händen aus dem Teig kleine gleichmäßige Brötchen formen.

- Die Kondensmilch in eine flache Schale geben und die Oberseite der Brötchen darin gut eintunken. Mit der trockenen Seite auf das Backpapier setzen.

- Die grünen Brötchen auf der mittleren Schiebeleiste ca. 35–40 Min. backen.

Nährwerte
Nährwerte pro Stück: 217 kcal • 12 g F • 9 g E • 19 g KH • 146 mg ω3 • 2 mg Fe

Phase 2 Akuter Schub	Phase 3 Ausklingender Schub	Phase 4 Remission
rot	grün	grün

Schöne Sonntagsbrötchen

Butter-Quark-Brötchen

Für 12 Brötchen • gelingt leicht
35 Min.

200 g Mehl (Type 405) • 100 g Mandelmehl • ½ Päckchen Backpulver • 250 g Quark (Magerstufe) • 150 g Butter (Zimmertemperatur) • Salz

- Den Backofen auf 160 Grad Ober- und Unterhitze vorheizen. Mehl, Mandelmehl und Backpulver in eine Rührschüssel geben. Quark, Butter und Salz zugeben und mit den Rührbesen des Handrührgeräts vermengen.

- Aus der Masse mit nassen Händen acht gleichmäßige Brötchen formen und auf ein mit Backpapier ausgelegtes Backblech legen. Mit der Schere kreuzförmig einschneiden.

- Die Brötchen in ca. 20 Min. auf mittlerer Schiebeleiste im vorgeheizten Backofen goldbraun backen.

Tipp Sollten Sie im Schub Probleme mit Laktose haben, so verwenden Sie 200 g laktosearmen Quark und 40 ml laktosearme Sahne für den Teig. So werden Sie auch im Schub mit gutem Eiweiß versorgt und können den Tag mit einer gut verträglichen, sättigenden Mahlzeit beginnen.
Diese Brötchen lassen sich gut vorbereiten und einfrieren, sodass Sie – falls Sie ein Schub unerwartet aus der Bahn wirft – trotzdem ein verträgliches kleines Frühstück bereiten können.

Nährwerte pro Portion
215 kcal • 15 g F • 6 g E • 13 g KH • 170 mg ω3 • 2 mg Fe

Phase 2 Akuter Schub	Phase 3 Ausklingender Schub	Phase 4 Remission
gelb	grün	grün

Süß oder salzig ein Genuss

Fixe Quarkbrötchen

Für etwa 7 Stück • gelingt leicht
10 Min. + 20 Min. Backzeit

250 g Quark (laktosearm) • 1 Ei • 1 Prise Salz • 1 Päckchen Backpulver • 250 g Dinkelmehl Type 630 • Mehl zum Brötchenformen

- Den Ofen auf 250 Grad Ober- und Unterhitze vorheizen. Alle Zutaten mit den Knethaken des Handrührgeräts verrühren.

- Mit gut bemehlten Händen ca. 7 mittelgroße Brötchen formen und auf ein mit Backpapier ausgelegtes Backblech legen.

- Brötchen mit einem scharfen Messer längs oder kreuzweise einschneiden und im vorgeheizten Backofen auf der mittleren Schiebeleiste ca. 15–20 Min. backen.

Variante Für süße Brötchen dem Teig 1–2 EL Puderzucker und ½ TL Zimt hinzufügen.

Nährwerte pro Stück
161 kcal • 2 g F • 10 g E • 27 g KH • 553 mg ω3 • 1 mg Fe

Phase 2 Akuter Schub	Phase 3 Auskl. Schub	Phase 4 Remission

Herzhafter Brotaufstrich

Möhren-Ingwer-Aufstrich

Für 3–4 Personen • gut vorzubereiten
20 Min.

150 g Möhren • 50 g Pinienkerne • 80 g Butter • 1 walnussgroßes Ingwerstück • 2 EL Kürbiskernöl • 1 EL Hefeflocken

- Möhren putzen, waschen, dünn schälen, klein schneiden und mit den Pinienkernen unter Rühren in der Butter kurz andünsten.

- Ein kleines Stück Ingwer von der frischen Ingwerknolle abbrechen. Dünn abschälen, fein reiben und zur Gemüsemischung geben. Mit einem Pürierstab oder in einem Universalzerkleinerer sehr fein pürieren.

- Das Kürbiskernöl zugeben und zum Schluss die Hefeflocken unterziehen. Den Möhren-Ingwer-Aufstrich in ein Schraubglas abfüllen und im Kühlschrank lagern.

Nährwerte pro Portion (bei 4 Port.)
288 kcal • 29 g F • 4 g E • 3 g KH • 338 mg ω3 • 2 mg Fe

Phase 2 Akuter Schub	Phase 3 Auskl. Schub	Phase 4 Remission

Süß-nussiger Frühstückstraum

Walnussaufstrich

Für ca. 6 Portionen • gelingt leicht
25 Min.

100 g Walnusskerne • 75 g Butter • 50 g Rosinen • 1 EL Honig

- Die Walnusskerne in einer Pfanne ohne Öl unter Rühren hellbraun rösten. Sofort aus der Pfanne nehmen und etwas auskühlen lassen.

- Nüsse, Butter und Rosinen in ein hohes Gefäß geben. Den Honig dazugeben und alle Zutaten mit dem Pürierstab zu einem cremigen Aufstrich verarbeiten.

- In einem geschlossenen Gefäß hält sich der Walnussaufstrich im Kühlschrank ca. 1 Woche.

Nährwerte pro Portion
237 kcal • 21 g F • 3 g E • 10 g KH • 1 mg ω3 • 0,5 mg Fe

Phase 2 Akuter Schub	Phase 3 Auskl. Schub	Phase 4 Remission

» Möhren-Ingwer-Aufstrich

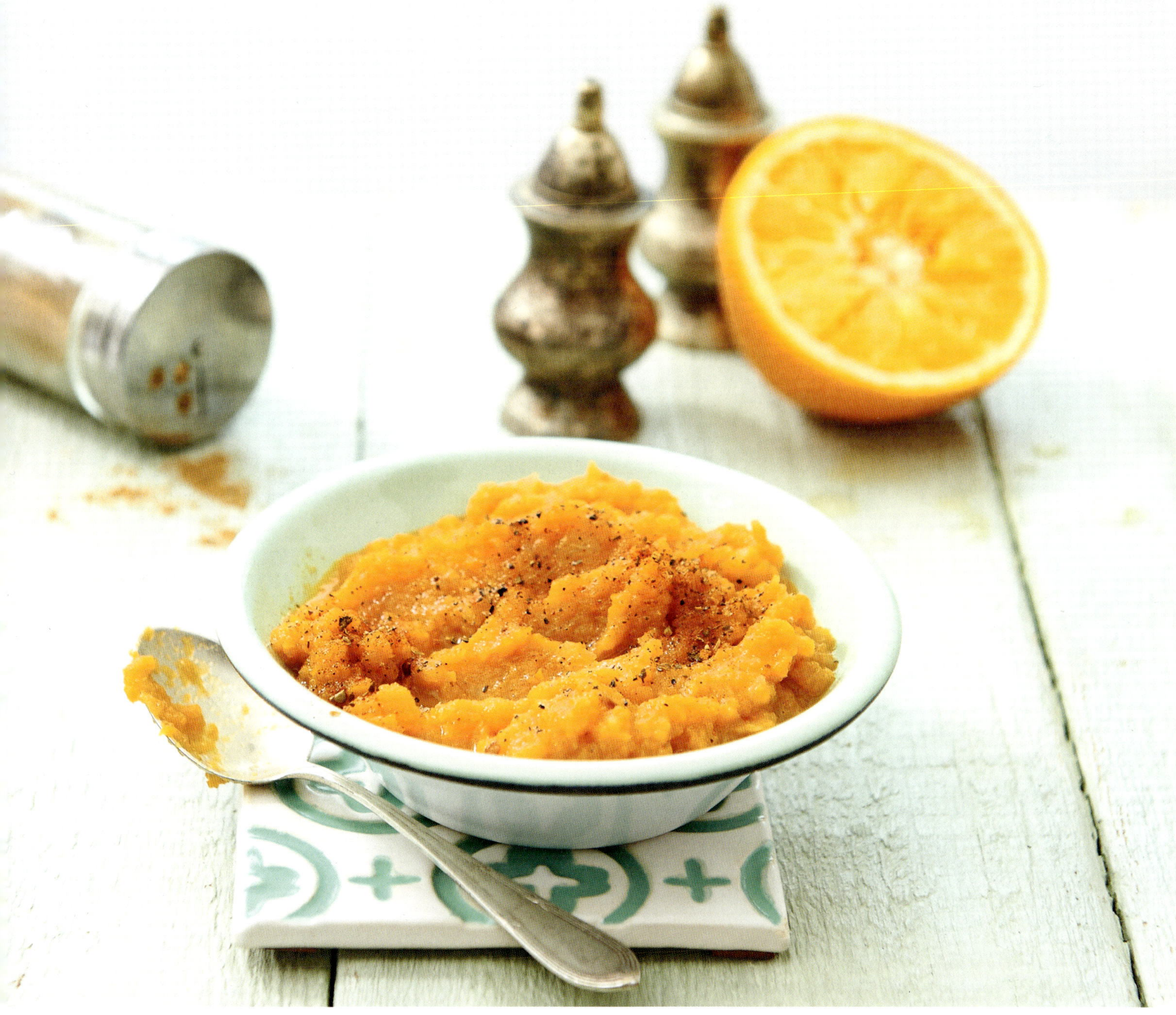

Mit Kumin

Teff-Fladen

Für 2 Fladen • braucht etwas mehr Zeit
20 Min. + 1 Std. Gehzeit + 20 Min. Backzeit

200 g Weizenmehl • 160 g Teffmehl • 1 Päckchen Trockenhefe • 1 TL Salz • 1 EL Koriander (gemahlen) • 150 ml zimmerwarme Milch • 50 g Kumin

- In einer Rührschüssel Weizenmehl, Teffmehl und die Hefe gründlich vermengen. Salz und Koriander zumischen. Mit den Knethaken des Handrührgeräts die Milch unter den Teig rühren und alles gut verkneten.

- An einem warmen Ort ca. 40 Min. gehen lassen. Den Backofen auf 200 Grad Ober- und Unterhitze vorheizen. Ein Backblech mit Backpapier auslegen.

- Den Teig nach dem ersten Gehen noch einmal durchkneten. In zwei Portionen teilen und jeweils zu einem gleichmäßigen Fladen formen. Dabei den Rand leicht erhöht lassen.

- Die Fladen mit einem Messer rautenförmig einritzen. Mit etwas Milch bestreichen. Zum Schluss die Fladen gleichmäßig mit Kumin bestreuen. Bei 200 Grad in ca. 20 Min. goldgelb backen.

Tipp Teff ist das traditionelle Getreide der Äthiopier. Es besticht durch seinen besonders hohen Gehalt an Eisen und Kalzium und schmeckt schön herzhaft.

Nährwerte pro Fladen
744 kcal • 12 g F • 27 g E • 131 g KH • 158 mg ω3 • 25 mg Fe

Phase 2 Akuter Schub	Phase 3 Ausklingender Schub	Phase 4 Remission

Genuss für die Kaffeetafel

Vanille-Mandel-Zopf

Für ca. 12 Scheiben • braucht etwas mehr Zeit
20 Min. + 1 Std. Gehzeit + 40 Min. Backzeit

250 g Weizenmehl • 100 g Sojaflocken • 80 g gemahlene Mandeln • 1 Msp. Kümmelpulver • 1 TL Salz • 1 Würfel Frischhefe (alternativ 2 Päckchen Trockenhefe) • 300 ml Vanille-Sojadrink (zimmerwarm) • 1 Ei

- In einer Rührschüssel Mehl, Sojaflocken und gemahlene Mandeln vermengen. Kümmelpulver und Salz zugeben. Die Frischhefe über die Mehlmischung bröseln.

- Den Sojadrink mit den Knethaken des Handrührgeräts unter den Teig ziehen. Der Teig soll eine cremige, aber nicht klebrige Konsistenz haben. An einem warmen Ort ca. 40 Min. abgedeckt gehen lassen.

- Den Teig nochmals mit den Knethaken kräftig durchrühren und das Ei dabei abschließend unter den Teig rühren. Etwa 15 Min. ruhen lassen.

- Ein Backblech mit Backpapier belegen. Den Teig in drei Teile teilen und zu gleichlangen Strängen ausrollen. Die Teigstränge zu einem Zopf flechten. Die Ende fest zusammendrücken und 30 Min. gehen lassen. Den Backofen auf 170 Grad Ober- und Unterhitze vorheizen. Den Vanille-Mandel-Zopf in ca. 40 Min. goldgelb backen. Der Zopf ist gar, wenn die Unterseite beim Daraufklopfen hohl klingt.

Nährwerte pro Scheibe
182 kcal • 7 g F • 9 g E • 21 g KH • 313 mg ω3 • 3 mg Fe

Phase 2 Akuter Schub	Phase 3 Ausklingender Schub	Phase 4 Remission

» Vanille-Mandel-Zopf

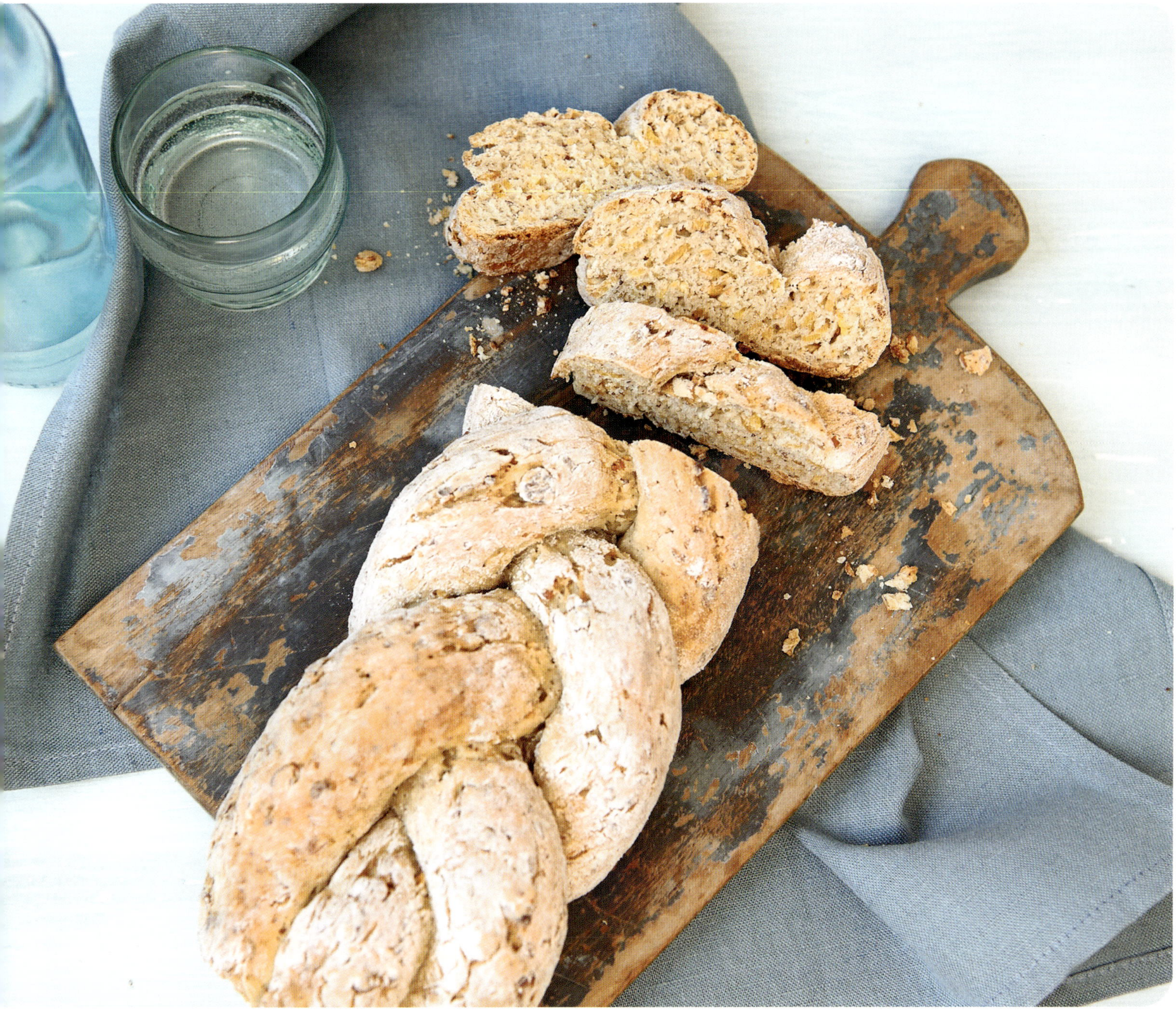

Kalte und warme Kleinigkeiten

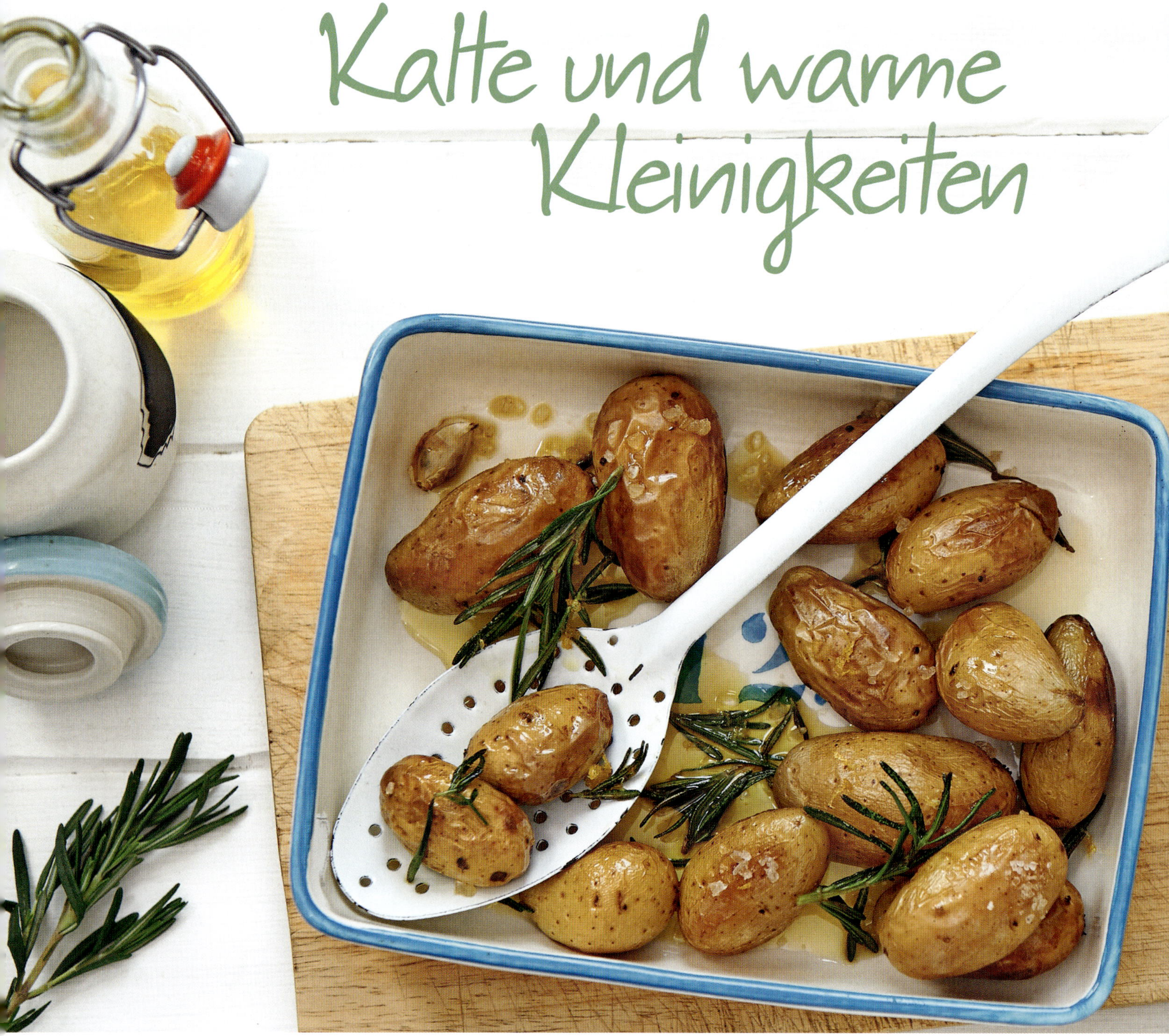

Aus dem Backofen

Rosmarinkartoffeln

Für 3–4 Personen • gelingt leicht
20 Min. + 30 Min. Backzeit

800 g kleine Kartoffeln • 3–4 EL Olivenöl • 2–3 TL Rosmarinnadeln (getrocknet oder frisch) • Salz • Pfeffer, frisch gemahlen

- Den Backofen auf 200 Grad (Umluft 180 Grad) vorheizen. Die Kartoffeln gründlich waschen.

- Kartoffeln mit Olivenöl, Rosmarin, Salz und Pfeffer in eine Schüssel geben und so lange schwenken, bis alle Kartoffeln gut eingeölt sind. Das Ganze etwas einziehen lassen.

- Die Kartoffeln auf einem mit Backpapier ausgelegten Backblech oder in eine feuerfeste Form geben und ca. 30–40 Min. backen.

Variante Falls Sie die Schale nicht möchten oder sie vertragen, schälen Sie die Kartoffeln und schneiden sie in Ecken oder Würfel. Die Garzeit verkürzt sich um etwa 10 Min.

Nährwerte pro Portion
230 kcal • 10 g F • 4 g E • 30 g KH • 108 mg ω3 • 864 mg Fe

Phase 2 Akuter Schub	Phase 3 Ausklingender Schub	Phase 4 Remission

Buntes Gemüseallerlei

Gemüserisotto

Für 2–3 Personen • gelingt leicht
45 Min.

250 g Möhren • 4 EL Rapsöl • 100 g Reis • 250 ml Gemüsebrühe • 100 g TK-Brokkoli • 100 g Zucchini • Pfeffer, frisch gemahlen • Salz • 50 g geriebener Käse • 1 EL TK-Petersilie

- Möhren waschen, putzen und fein raspeln. Öl in einer Pfanne erhitzen und den Reis darin unter Rühren anbraten. Wenn der Reis glasig wird, die Gemüsebrühe angießen und aufkochen.

- Wenn es kocht, geraspelte Möhren und Brokkoliröschen dazugeben, Kochstelle ausschalten und bei geschlossenem Deckel in 25 Min. weich garen lassen.

- Zucchini waschen und in grobe Würfel schneiden. Nach ca. 10 Min. Garzeit des Risottos zugeben.

- Mit Pfeffer, Salz und Petersilie abschmecken. Auf Tellern anrichten und mit Käse bestreuen.

Nährwerte pro Portion (bei 3 Portionen)
370 kcal • 21 g F • 10 g E • 34 g KH • 1680 mg ω3 • 4 mg Fe

Phase 2 Akuter Schub	Phase 3 Ausklingender Schub	Phase 4 Remission

Mit Curry-Joghurt-Dressing

Möhrensalat

Für 4 Personen • gut vorzubereiten
20 Min.

1 kg Möhren • 300 g Naturjoghurt • 4 EL Olivenöl • 4 EL milder Essig (z. B. weißer Balsamico) • 3 TL mildes Currypulver • 2 TL Dijon-Senf • ½ TL gemahlener Koriander • abgeriebene Zitronenschale • 1 Prise Salz • 1 Prise Zucker • 4 große Salatblätter • Petersilie, frisch gehackt

- Möhren putzen und mit der feinen Reibe der Küchenmaschine fein raspeln. Die übrigen Zutaten vermengen und etwas durchziehen lassen.

- Jeweils ein Salatblatt in eine mittelgroße Schale geben, die geraspelten Möhren in die Salatblätter füllen und das Dressing darübergeben. Mit der Petersilie garniert servieren.

Variante Wenn Sie mögen, lässt sich dieses Rezept auch mit frischem Koriander zubereiten. Verwenden Sie 2 EL frisch gehackte Korianderblätter.

Nährwerte pro Portion
227 kcal • 16 g F • 5 g E • 15 g KH • 200 mg ω3 • 6 mg Fe

Phase 2 Akuter Schub	Phase 3 Auskl. Schub	Phase 4 Remission
rot	gelb	grün

Für den ausklingenden Schub

Gurkensalat mit Feta

Für 2 Personen • gelingt leicht
20 Min.

2 TL Zitronensaft • 1 TL weißer Balsamicoessig • 2 TL Olivenöl • 2 TL Traubenkernöl • 1 Prise Salz • Pfeffer, frisch gemahlen • 1 Prise Cayennepfeffer • 1 Prise Zucker • 1 Salatgurke • 2 TL Dill • 100 g Feta (nicht zu cremig)

- Dressing aus Zitronensaft, Essig, den beiden Ölen, Pfeffer, Salz, Cayennepfeffer und Zucker herstellen.

- Salatgurke schälen und längs halbieren. Die Kerne mit einem Teelöffel auskratzen und die Gurkenhälften in Stücke schneiden. Dill waschen, trocken schleudern und fein schneiden.

- Den Feta zerbröckeln. Feta, Dill und Dressing zu den Gurken geben. Gut durchmischen und ein paar Minuten durchziehen lassen.

Nährwerte pro Portion
229 kcal • 20 g F • 9 g E • 4 g KH • 296 mg ω3 • 1 mg Fe

Phase 2 Akuter Schub	Phase 3 Auskl. Schub	Phase 4 Remission
rot	grün	grün

Sekundäre Pflanzenstoffe

Fränkischer Rettichsalat

Für 4 Personen • gelingt leicht
25 Min.

3 EL Rapsöl • 1½ EL weißer Balsamicoessig • 1 gute Prise Zucker • 1½ TL Senf • 1½ Bund Schnittlauch • 1½ Rettiche, groß und weiß • 1½ TL Salz

- Aus Öl, Essig, Zucker, Senf, Salz und dem gehackten Schnittlauch eine Marinade anrühren.

- Den Rettich schälen – und wenn man einen Spirali besitzt, mit dessen glatter Klinge den Rettich in eine Girlande schneiden. Oder mit einem Gemüsehobel oder einem Julienne-Messer feine Scheiben bzw. feine Streifen erzeugen. Rettich in die Marinade geben, etwas ziehen lassen und servieren.

Tipp Sofern Sie jungen Rettich verwenden, erweisen sich der Ballaststoffgehalt und die Schärfe in der ausklingenden Schubphase als unproblematisch.

Nährwerte pro Portion
99 kcal • 9 g F • 1 g E • 3 g KH • 933 mg ω3 • 1 mg Fe

Phase 2 Akuter Schub	Phase 3 Auskl. Schub	Phase 4 Remission
rot	grün	grün

Eisen und Vitamin C

Erdbeeren und Spargel auf Feldsalat

Für 2 Personen • gelingt leicht
45 Min.

300 g weißer und grüner Spargel • Salz • 1 TL Zucker • 2 EL weißer Balsamicoessig • 1 EL Walnussöl • ½ TL Honig • 5 Minzeblätter • 200 g Erdbeeren • 125 g Feldsalat • roter Pfeffer, frisch gemahlen

- Den weißen Spargel vollständig, den grünen nur im unteren Drittel schälen. In Salzwasser mit etwas Zucker in 8–10 Min. (grün) beziehungsweise 15–20 Min. (weiß) bissfest garen. Abgießen und in Eiswasser abkühlen, dann abtropfen lassen.

- Inzwischen Essig, Öl, Honig und 1 EL Spargelkochwasser verrühren; die Minzeblättchen waschen, trocken tupfen und fein hacken. In das Dressing rühren.

- Die Erdbeeren vorsichtig waschen, putzen und in Scheiben schneiden. Den Feldsalat verlesen, waschen, trocken schleudern und auf zwei Tellern anrichten.

- Den Spargel und die Erdbeeren dekorativ darauf anrichten, mit dem Dressing beträufeln. Nach Geschmack salzen und mit rotem Pfeffer bestreuen.

Tipp Spargelköpfe statt ganze Spargelstangen erhöhen die Verträglichkeit.

Nährwerte pro Portion
132 kcal • 7 g F • 4 g E • 13 g KH • 784 mg ω3 • 3 mg Fe

Phase 2 Akuter Schub	Phase 3 Ausklingender Schub	Phase 4 Remission
rot	grün	grün

Return to the Seventies

Bunter Wurstsalat

Für 2 Personen • geht schnell
20 Min. + 35 Min. Ziehzeit

70 g magere Wurst (z. B. Bierschinken) • 1 kleiner Apfel (ca. 150 g) • 2 Gewürzgurken • 1 Möhre • ½ Bund Dill • 1 EL Rapsöl • 1 Msp. Senf (mild) • Pfeffer, frisch gemahlen • Salz

- Die Wurst in appetitliche Streifen schneiden und in eine Schüssel geben.

- Den Apfel schälen und halbieren, das Kerngehäuse entfernen und in Würfel schneiden.

- In einer Schüssel 200 ml Wasser mit 1 TL Salz vermengen und die Apfelstücke darin wenden, abtropfen lassen. So werden die Äpfel nicht braun.

- Die Gewürzgurken abtropfen lassen und in Würfel schneiden. Die Möhre putzen, mit dem Sparschäler schälen. Auf einer groben Reibe zerkleinern.

- Dill waschen, zupfen und die Hälfte der Dillspitzen fein hacken und alles zusammen als Wurst-Obst-Gemüse-Mischung vermengen.

- Mit Rapsöl, Senf, Pfeffer und Salz würzen, gegebenenfalls noch etwas Gurkenwasser unter die Marinade geben und 30–40 Min. durchziehen lassen.

Nährwerte pro Portion
170 kcal • 11 g F • 8 g E • 11 g KH • 663 mg ω3 • 2 mg Fe

Phase 2 Akuter Schub	Phase 3 Ausklingender Schub	Phase 4 Remission
rot	grün	grün

Mit Pumpernickel

Kokos-Zucchini-Salat

Für 4 Personen • geht schnell
30 Min.

2 Scheiben Pumpernickel • 1 TL schwarze Pfefferkörner • 1 EL Traubenkernöl • 1 EL Puderzucker • 100 ml Kokosmilch • 1–2 TL Zitronensaft • 2 EL Fischsoße • 2 Zucchini • 4 Stängel Thaibasilikum • Salz

- Den Pumpernickel zerkleinern, den Pfeffer im Mörser fein zerstoßen.
- In einer Pfanne Traubenkernöl erhitzen, den zerkleinerten Pumpernickel und den Pfeffer darin 3 Min. rösten.
- Puderzucker mit Kokosmilch, Zitronensaft und Fischsoße in einem Topf lauwarm erhitzen, mit Salz abschmecken.
- Die Zucchini waschen, der Länge nach halbieren und nochmals in der Länge durchschneiden. In schmale Streifen schneiden.
- Zucchini und Soße mischen und anrichten. Den Salat mit der Pumpernickelmasse bestreuen. Das Thaibasilikum waschen, zupfen und auf dem Salat verteilen.

Das passt dazu Forellenfilets.

Nährwerte pro Portion
130 kcal • 8 g F • 4 g E • 12 g KH • 89 mg ω3 • 1 mg Fe

Phase 2 Akuter Schub	Phase 3 Ausklingender Schub	Phase 4 Remission
rot	gelb	grün

Leichte Sommerküche

Frischer Hähnchensalat

Für 2 Personen • gelingt leicht
30 Min.

2 Hähnchenbrustfilets • 4 EL Olivenöl • 2 TL Aceto balsamico • 1 EL Zitronensaft • Pfeffer, frisch gemahlen • Salz • ½ Bund Schnittlauch • ½ Bund Dill • 1 Salatgurke

- Hähnchenfilets waschen, abtupfen und in mundgerechte Stücke schneiden. In einer Pfanne 2 EL Olivenöl und 1 TL Aceto balsamico erhitzen und die Hähnchenfilets von allen Seiten goldgelb anbraten. Aus der Pfanne nehmen und etwas abkühlen lassen.
- Aus dem Zitronensaft, dem restlichen Aceto balsamico und dem restlichen Olivenöl ein Dressing zubereiten. Mit Pfeffer und Salz abschmecken.
- Schnittlauch und Dill waschen. Schnittlauch mit der Schere in feine Röllchen schneiden, Dill zupfen und klein hacken.
- Die Gurke waschen, halbieren und mit einem Esslöffel das Kerngehäuse entfernen. In nicht zu kleine Würfel schneiden. Gurke und Kräuter zusammen mit dem abgekühlten Hähnchenfleisch unter das Dressing geben.

Das passt dazu Dazu Salzkartoffeln servieren.

Nährwerte pro Portion
387 kcal • 25 g F • 37 g E • 3 g KH • 274 mg ω3 • 2 mg Fe

Phase 2 Akuter Schub	Phase 3 Ausklingender Schub	Phase 4 Remission
rot	grün	grün

» Kokos-Zucchini-Salat

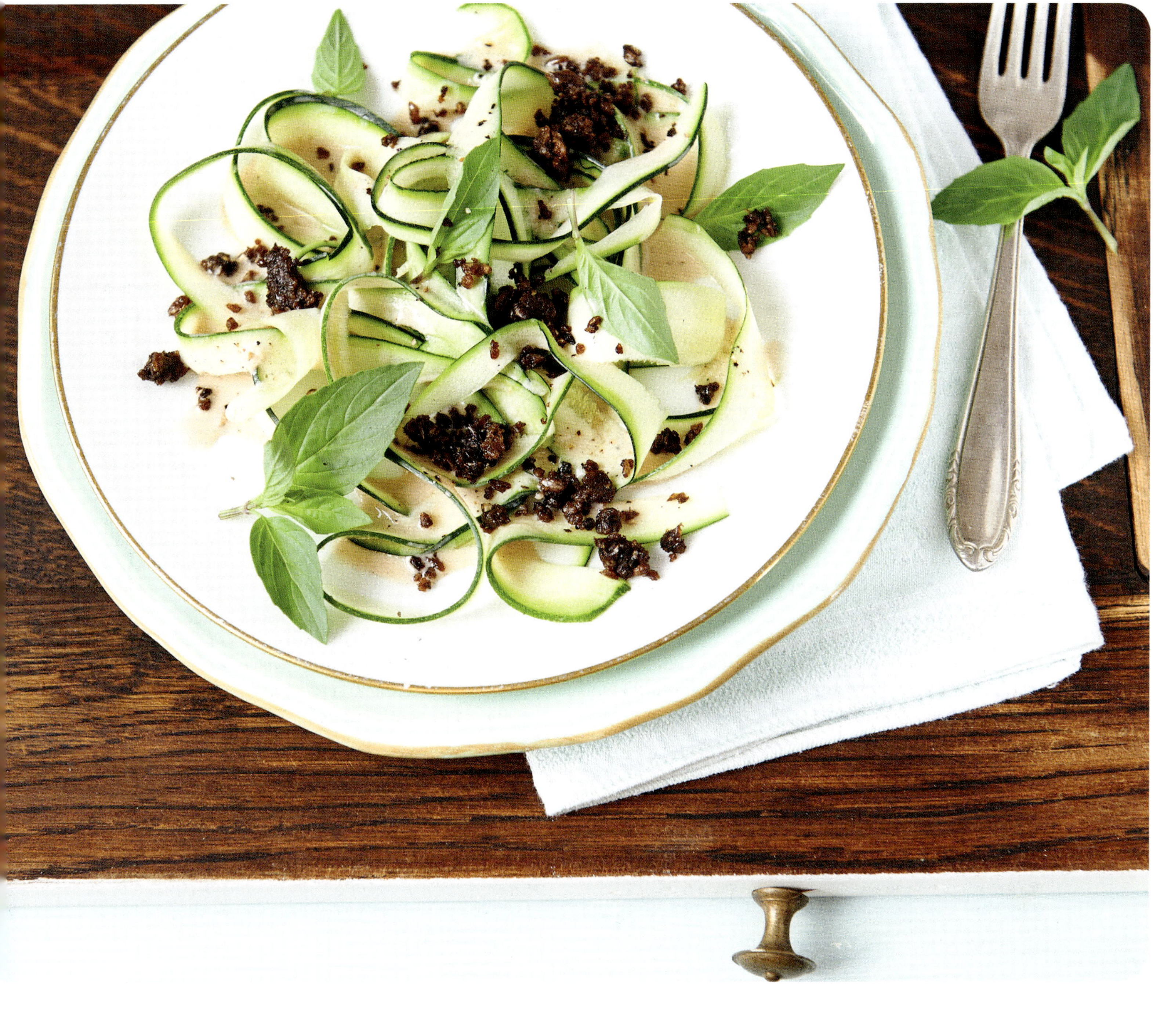

Augenweide fürs Büfett

Sommerlicher Avocadosalat

Für 4 Personen • geht schnell
30 Min.

Saft von 1 Zitrone • 1 EL Honig • 2 Msp. Ingwer, frisch gerieben • Pfeffer, frisch gemahlen • Salz • 3 Avocados • 5 EL Pinienkerne • 500 g Erdbeeren • 1 Mini-Romana-Salat

- Zitronensaft, Honig und Ingwer in einer Schüssel verrühren und mit Pfeffer und Salz würzen.

- Avocado halbieren, Kern entfernen und die Frucht vorsichtig mit einem Löffel aus der Schale lösen. Schräg in daumendicke Stücke schneiden und unter das Dressing geben. Vorsichtig vermengen.

- In einer Pfanne ohne Öl die Pinienkerne goldgelb rösten, dann auf einem Teller abkühlen lassen. In einem Mörser fein zerdrücken.

- Die Erdbeeren putzen und halbieren oder vierteln. Dressing, Pinienkerne und Erdbeeren vermischen.

- Den Mini-Romana-Salat waschen, trocken schütteln, in feine Streifen schneiden und auf dem Boden von vier Gläsern verteilen. Auf die Salatblätter vorsichtig die Avocado-Erdbeer-Mischung geben. Ein paar Pinienkerne als Dekoration darüberstreuen.

Nährwerte pro Portion
284 kcal • 22 g F • 6 g E • 15 g KH • 334 mg ω3 • 3 mg Fe

Phase 2 Akuter Schub	Phase 3 Ausklingender Schub	Phase 4 Remission
rot	grün	grün

Bekömmlicher Knoblauchersatz

Bärlauch-Mandel-Pesto mit Sesam

Für 6–8 Personen • gut vorzubereiten
20 Min.

50 g Sesam • 100 g Mandelsplitter • 80 g Bärlauch • 50 g Pecorino oder Parmesan • 130–140 ml Olivenöl • Saft von 1 Zitrone • 1 TL Salz • Pfeffer, frisch gemahlen

- In einer Pfanne ohne Fett Sesam und Mandeln kurz unter Rühren rösten. Aus der Pfanne auf einen tiefen Teller geben und abkühlen lassen.

- Den Bärlauch waschen, trocknen und grob schneiden. Den Käse in Stücke schneiden.

- Bärlauch und Käse zusammen mit der Sesam-Mandel-Mischung im Universalzerkleinerer impulsartig fein mixen. Diese Masse in ein hohes Rührgefäß geben. Öl, Zitronensaft und Salz hinzufügen und mischen, bis eine homogene Masse entstanden ist.

- Mit Pfeffer und Salz abschmecken. In ein passendes Schraubglas umfüllen. Mit etwas Olivenöl luftdicht überdeckt ist das Pesto gekühlt mindestens 1 Monat haltbar.

Tipp Dieses Pesto kann Abwechslung aufs Brot zaubern, aber auch zu Gemüsesticks eine leckere Variante sein. Zudem versorgt es Sie mit einer Extraportion Kalzium!

Nährwerte pro Portion (bei 6 Portionen)
398 kcal • 40 g F • 8 g E • 4 g KH • 342 mg ω3 • 3 mg Fe

Phase 2 Akuter Schub	Phase 3 Ausklingender Schub	Phase 4 Remission
rot	grün	grün

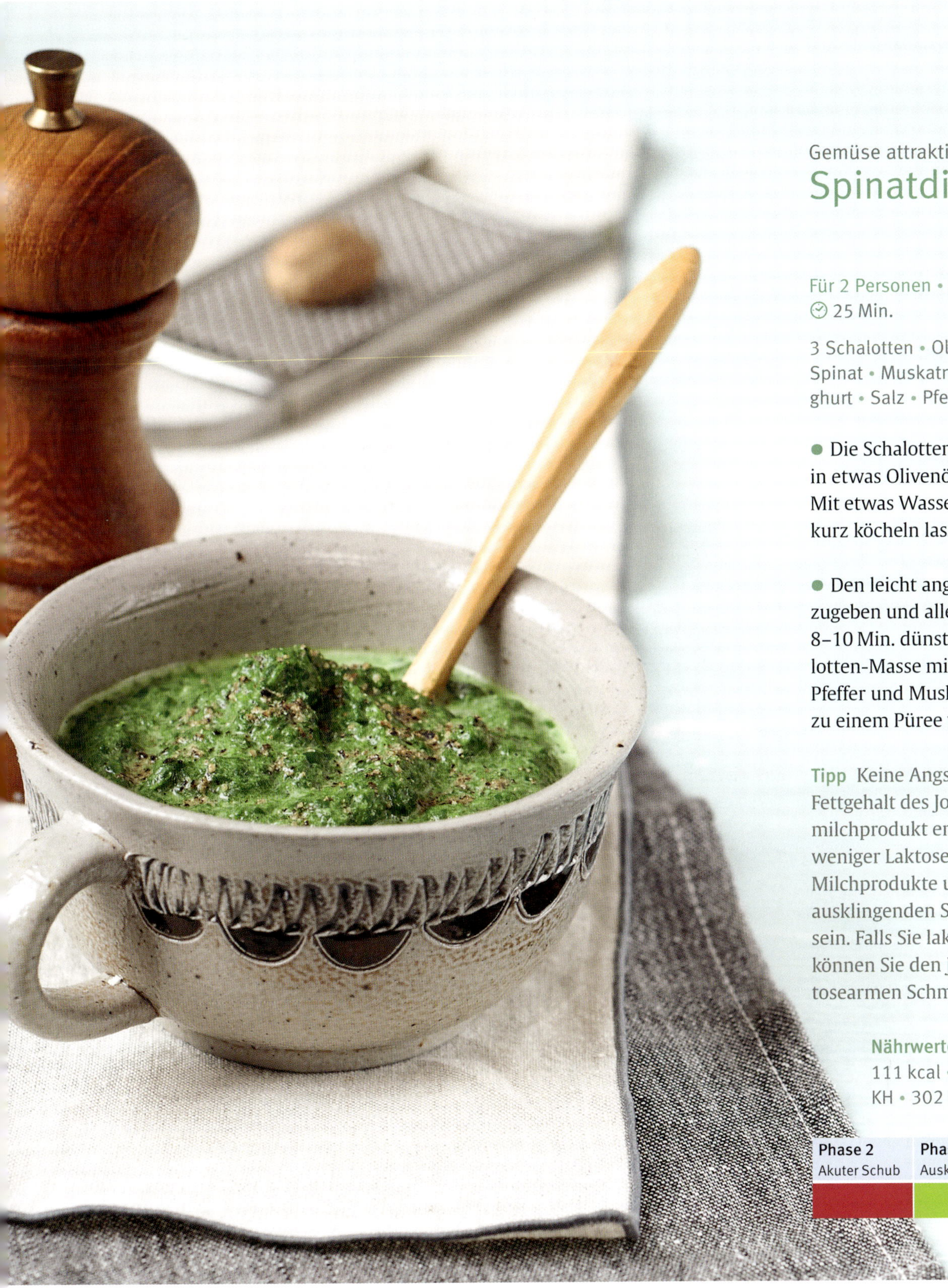

Gemüse attraktiv verpackt

Spinatdip

Für 2 Personen • gelingt leicht
⏲ 25 Min.

3 Schalotten • Olivenöl • 300 g TK-Spinat • Muskatnuss • 3 EL Sahnejoghurt • Salz • Pfeffer, frisch gemahlen

- Die Schalotten pellen, würfeln und in etwas Olivenöl glasig anbraten. Mit etwas Wasser ablöschen und kurz köcheln lassen.

- Den leicht angetauten Spinat zugeben und alles zusammen 8–10 Min. dünsten. Die Spinat-Schalotten-Masse mit Joghurt, etwas Salz, Pfeffer und Muskat in einem Mixer zu einem Püree verarbeiten.

Tipp Keine Angst vor dem hohen Fettgehalt des Joghurts: Als Sauermilchprodukt enthält es auch etwas weniger Laktose als herkömmliche Milchprodukte und sollte auch im ausklingenden Schub verträglich sein. Falls Sie laktoseintolerant sind, können Sie den Joghurt durch laktosearmen Schmand austauschen.

Nährwerte pro Portion
111 kcal • 8 g F • 6 g E • 4 g KH • 302 mg ω3 • 6 mg Fe

Phase 2 Akuter Schub	Phase 3 Auskl. Schub	Phase 4 Remission
(rot)	(grün)	(grün)

Sowohl kalt als auch warm superlecker

Süßkartoffel-Dinkel-Küchlein

Für 7–8 Stück • gelingt leicht

10–15 Min. + 40 Min. Backzeit

100 g Dinkelmehl Type 630 • 1 Ei, groß • 20 g Emmentaler, gerieben • 1 TL Backpulver • 1 TL Gemüsebrühe • 25 ml Rapsöl • 180–200 g Süßkartoffel, geschält • Muskatnuss • Pfeffer, frisch gemahlen • Salz • 1 EL Petersilie (frisch gehackt oder tiefgefroren)

- Backofen auf 170 Grad Ober- und Unterhitze vorheizen. Ein Muffinblech mit 7–8 Papierbackförmchen versehen.

- In einer Rührschüssel aus Dinkelmehl, Ei, geriebenem Emmentaler, Gemüsebrühe, Rapsöl und Backpulver mit den Rührbesen des Handrührgeräts einen Teig herstellen.

- Die Süßkartoffel auf der feinen Raspelscheibe der Küchenmaschine reiben. Die Raspeln unter die Teigmasse heben. Mit Muskat, Pfeffer und Salz kräftig abschmecken. Die gehackte Petersilie unter den Teig rühren.

- Mit zwei nassen Esslöffeln den Teig gleichmäßig auf die Förmchen verteilen. Die Küchlein ca. 30–40 Min. im vorgeheizten Backofen auf mittlerer Schiebeleiste backen, bis sie goldbraun sind.

Nährwerte pro Portion

121 kcal • 5 g F • 3 g E • 15 g KH • 353 mg ω3 • 1 mg Fe

Phase 2 Akuter Schub	**Phase 3** Ausklingender Schub	**Phase 4** Remission

Kleine Büromahlzeit

Möhrenmuffins

Für 6–8 Muffins • braucht etwas mehr Zeit

55 Min.

100 g Möhren • 125 g Butter • 80 g Zucker • 75 g gemahlene Mandeln • 2 Eier • 100 g Mehl • 50 g Speisestärke • 1 TL Backpulver

- Den Backofen auf 175 Grad Ober- und Unterhitze vorheizen. Die Möhren waschen, schälen und fein reiben.

- In einer Rührschüssel die Butter mit dem Handrührgerät schaumig schlagen. Zucker, Mandelmehl und Eier auf mittlerer Stufe mit der Butter vermengen. Mehl, Speisestärke und Backpulver unterheben.

- Eine Muffinform mit Papierförmchen auslegen, den Teig hineingeben und im vorgeheizten Backofen in ca. 35–40 Min. goldgelb backen. Danach abkühlen lassen und aus der Form lösen.

- Eventuell mit etwas Puderzucker streuen.

Tipp Die Möhrenmuffins lassen sich gut einfrieren und sind auch als kleine Büromahlzeit zwischendurch ein Genuss.

Nährwerte pro Stück (bei 8 Stück)

300 kcal • 20 g F • 5 g E • 25 g KH • 265 mg ω3 • 1 mg Fe

Phase 2 Akuter Schub	**Phase 3** Ausklingender Schub	**Phase 4** Remission

» Süßkartoffel-Dinkel-Küchlein

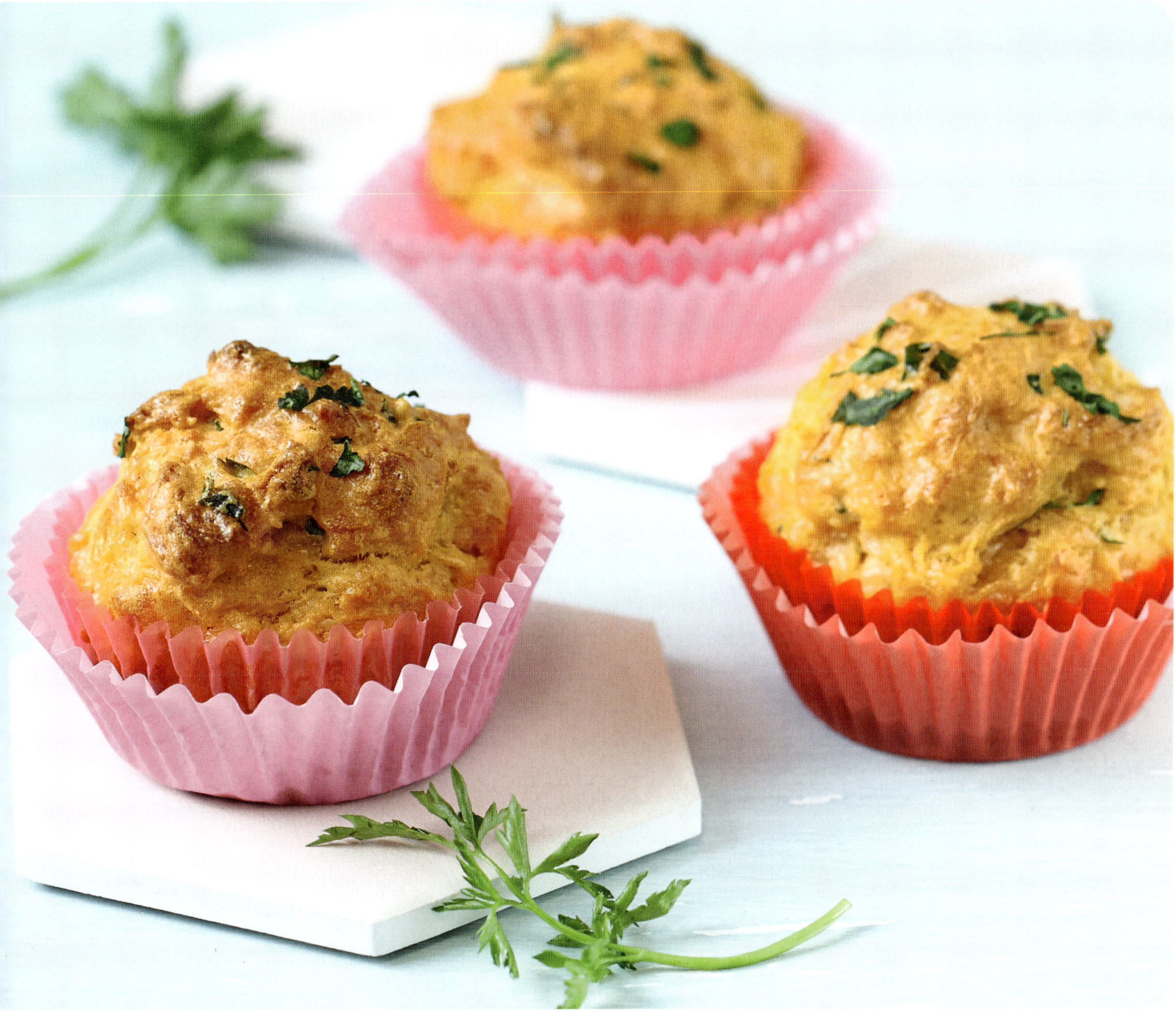

Sättigende Abendmahlzeit

Käseomelett

Für 2 Personen • geht schnell

30 Min.

2 Eier • Salz • 1 Prise Paprikapulver • 10 g Butter • 80 g Gruyère, gerieben • Kresse

- Die Eier trennen. In einem hohen Rührgefäß mit den Rührbesen des Handrührgeräts Eiweiß, Salz, Paprikapulver und 4 EL kaltes Wasser steif schlagen. Die Eigelbe vorsichtig und nur kurz unterheben.

- In einer Pfanne etwas Butter schmelzen lassen und jeweils die Hälfte der Omelettmasse hineinfüllen und glatt streichen. Mit je einer Hälfte des Käses bestreuen und ca. 8–10 Min. bei geschlossenem Pfannendeckel backen. Dann wenden und weitere 4–5 Min. backen.

- Das Omelett muss von unten goldbraun und oben goldgelb sein.

- Zum Servieren die eine Omeletthälfte über die andere schlagen und mit etwas Kresse und geriebenem Käse servieren.

Das passt dazu Dazu passt auch Kräuterfrischkäse, Kräuterquark oder ein feiner Blattsalat mit Joghurtdressing.

Nährwerte pro Portion

253 kcal • 19 g F • 21 g E • 1 g KH • 427 mg ω3 • 2 mg Fe

Phase 2 Akuter Schub	Phase 3 Ausklingender Schub	Phase 4 Remission
gelb	grün	grün

Raffinierter Imbiss

Käsepudding

Für 4 Personen • geht schnell

35 Min.

60 g geriebener Emmentaler • 80 g Margarine • 150 g saure Sahne • 4 Eier • 2 TL Paprikapulver (mild) • Salz • weißer Pfeffer, frisch gemahlen • 125 g Mehl • 40 g Stärke • 2 gestrichene TL Backpulver • 1 Bund Schnittlauch

- In einer Rührschüssel aus Käse, Margarine, saurer Sahne und Eiern mit den Rührbesen des Handrührgeräts einen feuchten Teig herstellen. Nach Geschmack würzen.

- Mehl, Stärke und Backpulver kurz unter den Teig rühren. Schnittlauch waschen, trocken schütteln und mit einer Schere in Röllchen schneiden.

- Alle Zutaten sorgfältig miteinander vermengen und in eine gefettete Glaspuddingform (Ø 28 cm) füllen.

- Die Form mit einem Teller abdecken und den Käsepudding in der Mikrowelle garen. Schaltung: 5 Min. bei 600 W und 10 Min. bei 360 W.

Das passt dazu Tomatensoße und ein bunter Salat.

Nährwerte pro Portion

487 kcal • 32 g F • 17 g E • 34 g KH • 751 mg ω3 • 2 mg Fe

Phase 2 Akuter Schub	Phase 3 Ausklingender Schub	Phase 4 Remission
rot	grün	grün

» Käsepudding

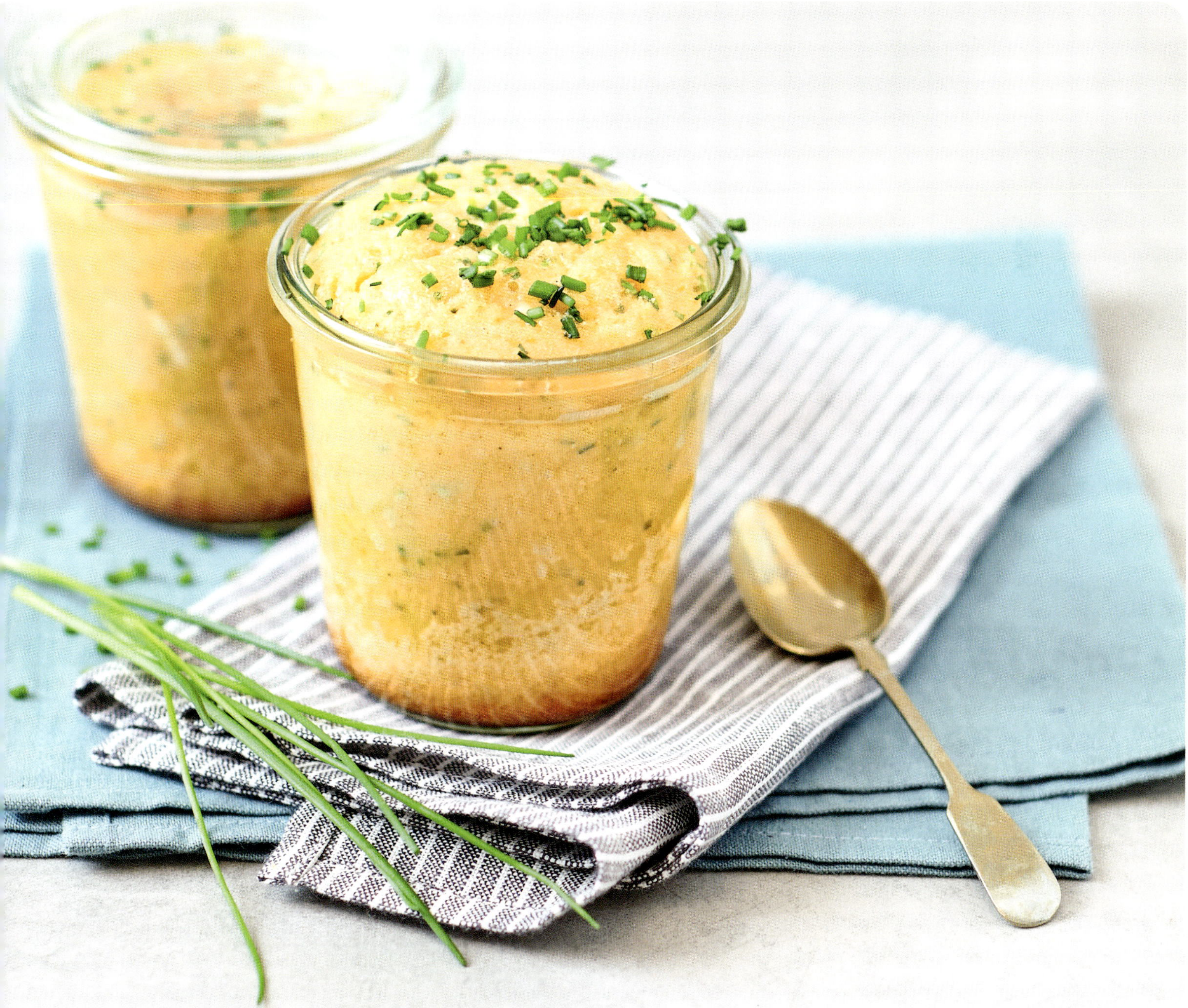

Hauptgerichte

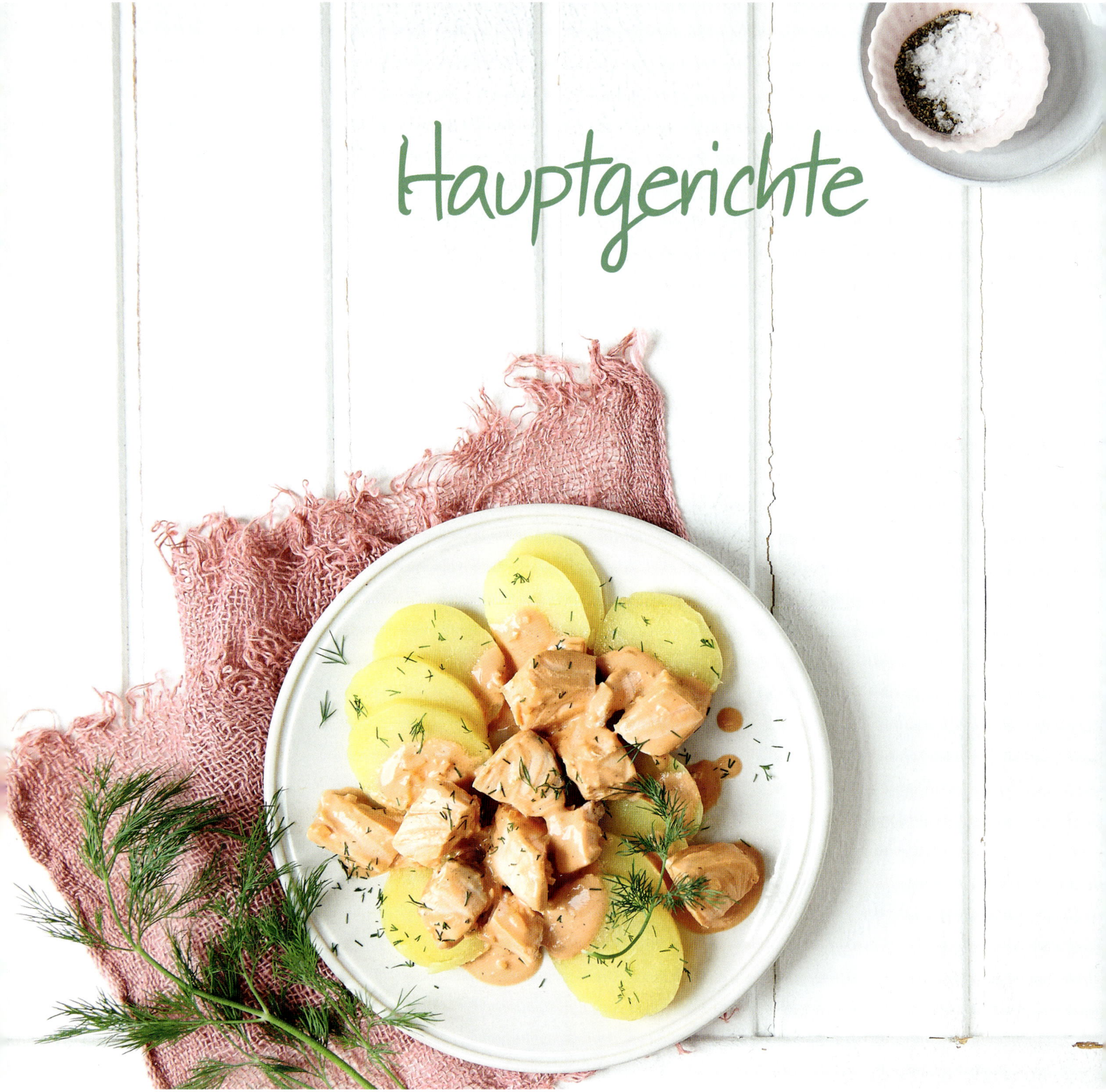

Reichlich Omega-3-Fettsäuren

Lachs auf Kartoffelbett

Für 2 Personen • gelingt leicht
40 Min.

300 g Kartoffeln • ½ Zwiebel • 1 EL Olivenöl • ½ Knoblauchzehe • 1 EL Tomatenmark • 4 EL Sahne • 200 g Lachsfilet (TK) • Salz • Pfeffer, frisch gemahlen • ½ Bund Dill, gehackt (z. B. TK)

- Kartoffeln waschen und in einem Topf etwa 20 Min. kochen. Dann kalt abbrausen und noch warm pellen.

- Die Zwiebel pellen, fein würfeln und in Olivenöl in der Pfanne glasig anbraten. Den Knoblauch pellen, zerkleinern und kurz mit anrösten. Das Tomatenmark unterrühren. Die Sahne dazugeben und gut umrühren.

- Den Lachs gegebenenfalls von Gräten und Haut befreien und in große Würfel schneiden, zur Zwiebel in die Pfanne geben, vorsichtig unterheben und ca. 8–10 Min. mitdünsten. Mit Salz und Pfeffer abschmecken.

- Kartoffeln in Scheiben schneiden und dekorativ auf dem Teller anordnen, obenauf die Lachs-Zwiebel-Sahne-Masse geben und mit dem gehackten Dill bestreuen.

Tipp Lachs ist zwar ein fetter Fisch, diese Fischfette (Omega-3-Fette) sind allerdings besonders hochwertig und auch bekömmlich.

Nährwerte pro Portion
415 kcal • 26 g F • 24 g E • 22 g KH • 2320 mg ω3 • 2 mg Fe

Phase 2 Akuter Schub	Phase 3 Ausklingender Schub	Phase 4 Remission
(rot)	(gelb)	(grün)

Sehr bekömmlich

Brokkoli mit Eierschaumdecke

Für 2 Personen • gelingt leicht
20 Min. + 20 Min. Backzeit

300 g Brokkoli, tiefgefroren • ½ EL Gemüsebrühe (Trockenprodukt) • 3 Eier • 1 Prise Salz • 1 Prise Pfeffer, frisch gemahlen • 1 EL Petersilie, frisch gehackt oder tiefgefroren • 30 g Emmentaler, gerieben

- Den Brokkoli in einem Topf mit ½ l Wasser und dem Gemüsebrühepulver weich kochen.

- Kurz bevor das Gemüse gar ist, in einem hohen Rührgefäß die Eier mit einem Handmixer schaumig rühren. Salz, Pfeffer und die Petersilie unterrühren. Die Brokkoliröschen abgießen, in eine kleine Auflaufform geben und mit der Gabel etwas an den Boden drücken.

- Den Eierschaum darübergießen und mit dem geriebenen Emmentaler bestreuen. Das Ganze für 15–20 Min. auf mittlerer Stufe bei 200 Grad im Ofen backen.

Variante Wer es etwas fleischiger mag, der kann kleine Kochschinkenstreifen zwischen dem Brokkoli und der Eierschaumdecke verteilen. In besseren Zeiten kann unter den Eischnee auch Schafskäse gehoben werden. Das gibt dem Ganzen einen aromatischeren Geschmack.

Nährwerte pro Portion
249 kcal • 15 g F • 22 g E • 5 g KH • 567 mg ω3 • 5 mg Fe

Phase 2 Akuter Schub	Phase 3 Ausklingender Schub	Phase 4 Remission
(grün)	(grün)	(grün)

Einfach und schmackhaft

Dorade à la Saroglou

Für 2 Personen • gelingt leicht
25 Min. + 1 Std. Ziehzeit + 40 Min. Garzeit

2 kleine Doraden • Salz • weißer Pfeffer, frisch gemahlen • 4 kleine Möhren • 1 mittelgroßer Kohlrabi • 1 Bund Dill • ½ Bund Petersilie • 250 ml Gemüsebrühe (Instant) • 1 Zitrone • 8 mittelgroße Kartoffeln

- Den Fisch gründlich waschen und trocken tupfen. An den Seiten einschneiden und mit Salz und Pfeffer würzen. 1 Stunde im Kühlschrank ziehen lassen!

- Das Gemüse, die Zitrone, den Dill und die Petersilie waschen. Möhren schälen und schräg (45°-Winkel) in 0,5 cm große Stücke schneiden. Den Kohlrabi ebenfalls schälen und in 0,5 cm große Stäbchen schneiden.

- Zwei Zweige Dill aussortieren, den restlichen Dill und die Petersilie hacken. In einer großen Form Möhren, Kohlrabi, gehackten Dill und ¾ der gehackten Petersilie mit der Brühe vermengen.

- In den Bauch des Fisches jeweils einen Zweig Dill legen. Den Fisch aufrecht mit aufgeklappten Bauchlappen auf das Gemüse stellen. Die Zitrone in Scheiben schneiden und auflegen. Bei 180 Grad (Umluft) ca. 40 Min. backen. Der Fisch ist gar, wenn sich die Rückenflosse gut ablösen lässt. Die Kartoffeln in Salzwasser garen und dazu servieren.

Nährwerte pro Portion
415 kcal • 6 g F • 40 g E • 7 g KH • 1370 mg ω3 • 7 mg Fe

Phase 2 Akuter Schub	Phase 3 Ausklingender Schub	Phase 4 Remission

Mildes Miteinander

Seelachs-Kartoffel-Gulasch

Für 2 Personen • braucht etwas mehr Zeit
45 Min.

300 g Kartoffeln • 250 g Seelachsfilet • 2 EL Zitronensaft • Salz • 1 kleine Schalotte • 2 EL Olivenöl • 2 kleine Zucchini • 2 Möhren • 1 Prise Nelkenpulver • 400 ml Gemüsebrühe • 100 ml Sahne • 2 EL gehackter Dill (frisch oder TK) • Pfeffer, frisch gemahlen

- Die Kartoffeln 15 Min. garen lassen, dann abschrecken und pellen. In grobe Würfel schneiden.

- Das Seelachsfilet säubern und in große Würfel schneiden. Mit dem Zitronensaft säuern und etwas salzen. Stehen lassen.

- Die Schalotte pellen, fein würfeln und im Öl glasig dünsten. Zucchini und Möhren putzen und in kleine Stücke schneiden. Möhren und Nelkenpulver zu den Schalotten geben und kurz anbraten. Gemüsebrühe und Sahne angießen und einmal kräftig aufkochen. Zucchini und Fisch hinzufügen und ca. 10 Min. gar ziehen lassen. Kurz vor Ende der Garzeit die Kartoffelstücke dazugeben und mit erwärmen. Mit Dill und Pfeffer abschmecken.

Variante Wer es gern vegetarisch möchte, gibt anstatt des Fischfilets die gelben Kraftklößchen (Seite 74) oder die Käseklößchen (Seite 75) zu diesem Gericht!

Nährwerte pro Portion
535 kcal • 29 g F • 32 g E • 34 g KH • 818 mg ω3 • 7 mg Fe

Phase 2 Akuter Schub	Phase 3 Ausklingender Schub	Phase 4 Remission

» Dorade à la Saroglou

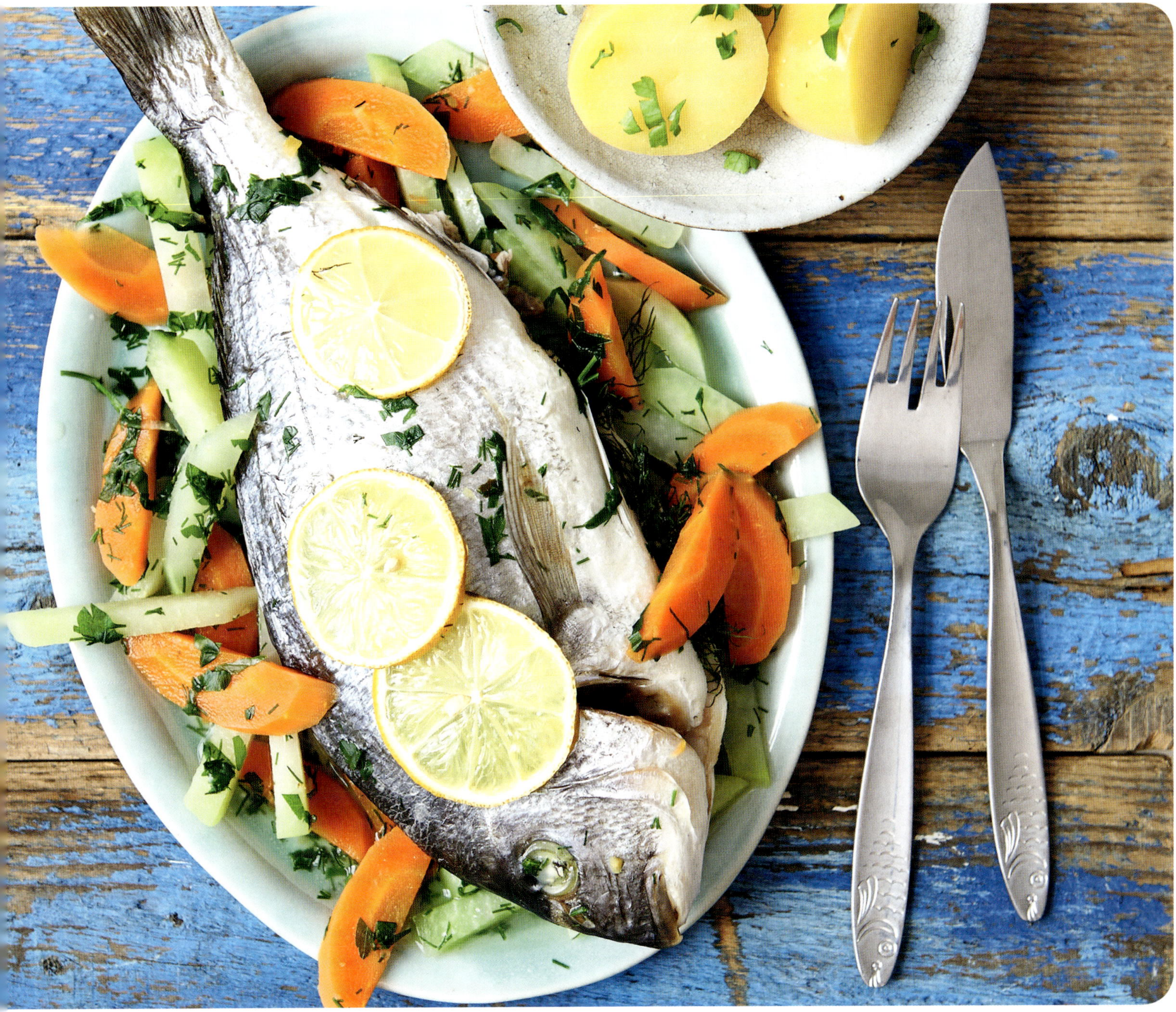

Farbenfrohes Festival

Pastinaken-Puten-Pfanne an Kerbelreis

Für 2 Personen • gelingt leicht
45 Min.

- 80 g parboiled Reis
- 200 ml Gemüsebrühe
- 500 g Pastinaken
- 150 g Zucchini
- 150 g Putenfleisch (Filet)
- 4 TL Rapsöl
- Pfeffer, frisch gemahlen
- Salz
- Sojasoße
- 1 Prise Zucker
- 1 Bund Kerbel (alternativ Koriandergrün)

- In einem Topf den Reis zusammen mit der Gemüsebrühe zum Kochen bringen und bei geschlossenem Deckel und ausgeschalteter Kochstelle ca. 25 Min. ausgaren lassen.

- In der Zwischenzeit die Pastinaken putzen und mit dem Sparschäler schälen. Anschließend in gleichmäßige, eher dünne Scheiben schneiden.

- Die Zucchini ebenfalls putzen, waschen und schräg in nicht zu dünne Scheiben schneiden. Das Putenfleisch waschen und trocken tupfen. In große Würfel schneiden.

- In einer tiefen Pfanne 2 TL Rapsöl erhitzen. Die Putenfilets mit wenig Pfeffer und Salz würzen und von beiden Seiten bei nicht zu starker Hitze anbraten. Mit Sojasoße würzen. Herausnehmen und warm stellen.

- In der Pfanne noch einmal 2 TL Rapsöl erhitzen und die Pastinakenscheiben ca. 3 Min. unter häufigem Wenden andünsten. Mit Pfeffer und Salz sowie einer Prise Zucker würzen.

- Die Zucchinischeiben dazugeben und nur noch kurz mitschmoren lassen. Falls nötig, etwas Flüssigkeit zugeben.

- Die angebratenen Geflügelwürfel wieder in die Pfanne geben, mit dem Gemüse mischen und gegebenenfalls noch einmal abschmecken.

- Den Kerbel waschen und fein hacken. Die Hälfte auf die Geflügel-Reis-Pfanne geben. Die andere Hälfte unter den Reis mischen.

- Eine Tasse mit Rapsöl auspinseln. Zum Servieren die Reismenge halbieren und jeweils in diese Tasse oder einen kleinen Reisring geben, fest andrücken und dann auf einen vorgewärmten Teller stürzen. Die Geflügel-Pastinaken-Mischung um den Reisring garnieren, mit einem Kerbelblatt dekorieren.

Variante Statt Putenfilets können Sie selbstverständlich auch Hähnchenfleisch verwenden.

Nährwerte pro Portion
526 kcal • 27 g F • 27 g E • 44 g KH • 2520 mg ω3 • 6 mg Fe

Phase 2 Akuter Schub	Phase 3 Ausklingender Schub	Phase 4 Remission

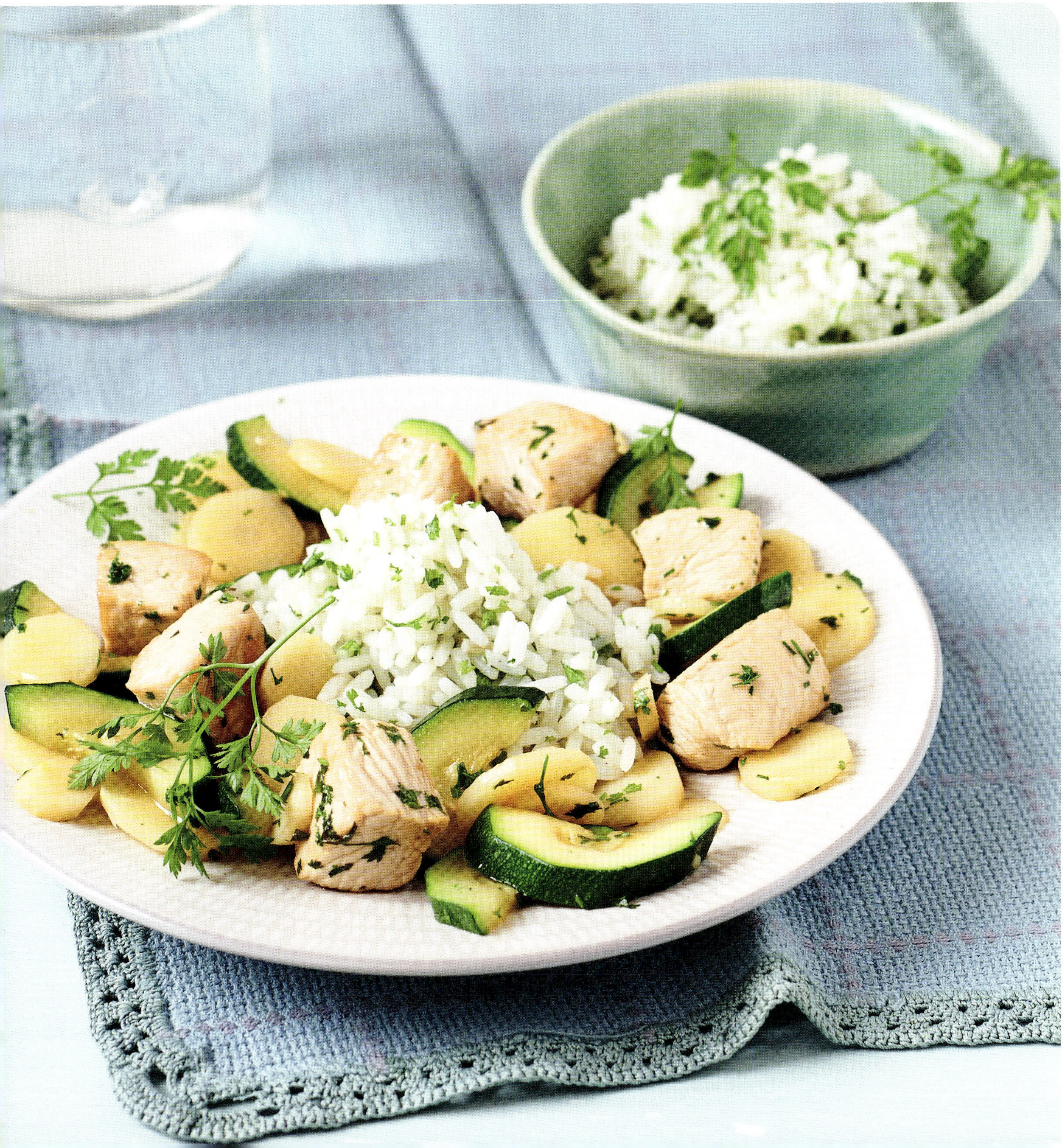

Im Römertopf zubereitet

Hähnchenbrust mit Champignons

Für 4 Personen • braucht etwas mehr Zeit
20 Min. + 70 Min. Garzeit

4 Hähnchenbrustfilets • 2 TL Ingwer, fein gehackt • Salz • Pfeffer, frisch gemahlen • 500 g Champignons • 150 g Möhren • 150 g TK-Zuckerschoten • 150 ml kräftige Fleischbrühe • 200 g Schmand (Sauerrahm) • 2 EL passierte Tomaten • ½ TL gemahlener Koriander • 300 g Käse, gerieben

- Den Römertopf gut wässern. Hähnchenbrust mit Ingwer, Salz und Pfeffer würzen. Champignons und Möhren waschen, putzen und in Scheiben schneiden.

- Die Hälfte der Champignons und die Möhren in den Römertopf geben, dann die Hähnchenbrüste darauflegen und mit den grob geschnittenen Zuckerschoten und den restlichen Champignons belegen.

- Fleischbrühe, Schmand, passierte Tomaten und Koriander verrühren und über die mit Champignons bedeckten Hähnchenbrüste geben. Käse darauf verteilen, den gewässerten Deckel aufsetzen und den Römertopf für ca. 70 Min. in den kalten, auf 230 Grad eingestellten Backofen schieben (Ober- und Unterhitze, untere Schiebeleiste).

Tipp Das Garen im Römertopf verhindert die Bildung von unerwünschten Röststoffen.

Nährwerte pro Portion
610 kcal • 39 g F • 60 g E • 6 g KH • 644 mg ω3 • 4 mg Fe

Phase 2 Akuter Schub	Phase 3 Ausklingender Schub	Phase 4 Remission
(rot)	(grün)	(grün)

Ruckizucki fertig

Schnelles Kokoshühnchen

Für 4 Personen • gelingt leicht
35 Min.

1 Bund Frühlingszwiebeln • Rapsöl • 400 g Hühnerbrustfilets • 1 Dose dünne grüne Bohnen • 1 Dose Kokosmilch • 1 Dose Mango • Pfeffer, frisch gemahlen • Salz • Koriander

- Die Frühlingszwiebeln waschen, trocknen und in feine Röllchen schneiden. Das Rapsöl in eine Pfanne geben, erhitzen und die Frühlingszwiebelröllchen unter Rühren kurz erhitzen, aus der Pfanne nehmen und beiseitestellen.

- Das Hühnerbrustfilet in grobe Würfel schneiden und anbraten. Die Bohnen abtropfen lassen und mit der Kokosmilch in die Pfanne geben. Kräftig aufkochen lassen.

- Mango abtropfen lassen, in grobe Würfel schneiden und zusammen mit etwas Saft dazugeben. Dann mit Pfeffer, Salz und – ganz wichtig – Koriander würzen.

Das passt dazu Reis.

Tipp Meist sind die feinen Prinzessbohnen noch verträglicher als herkömmliche grüne Bohnen. Testen Sie es aus! Trauen Sie sich ruhig an Prinzessbohnen oder dünne grüne Bohnen. Das Eiweiß hat eine gute biologische Wertigkeit.

Nährwerte pro Portion
422 kcal • 23 g F • 32 g E • 21 g KH • 671 mg ω3 • 2 mg Fe

Phase 2 Akuter Schub	Phase 3 Ausklingender Schub	Phase 4 Remission
(rot)	(grün)	(grün)

» Hähnchenbrust mit Champignons

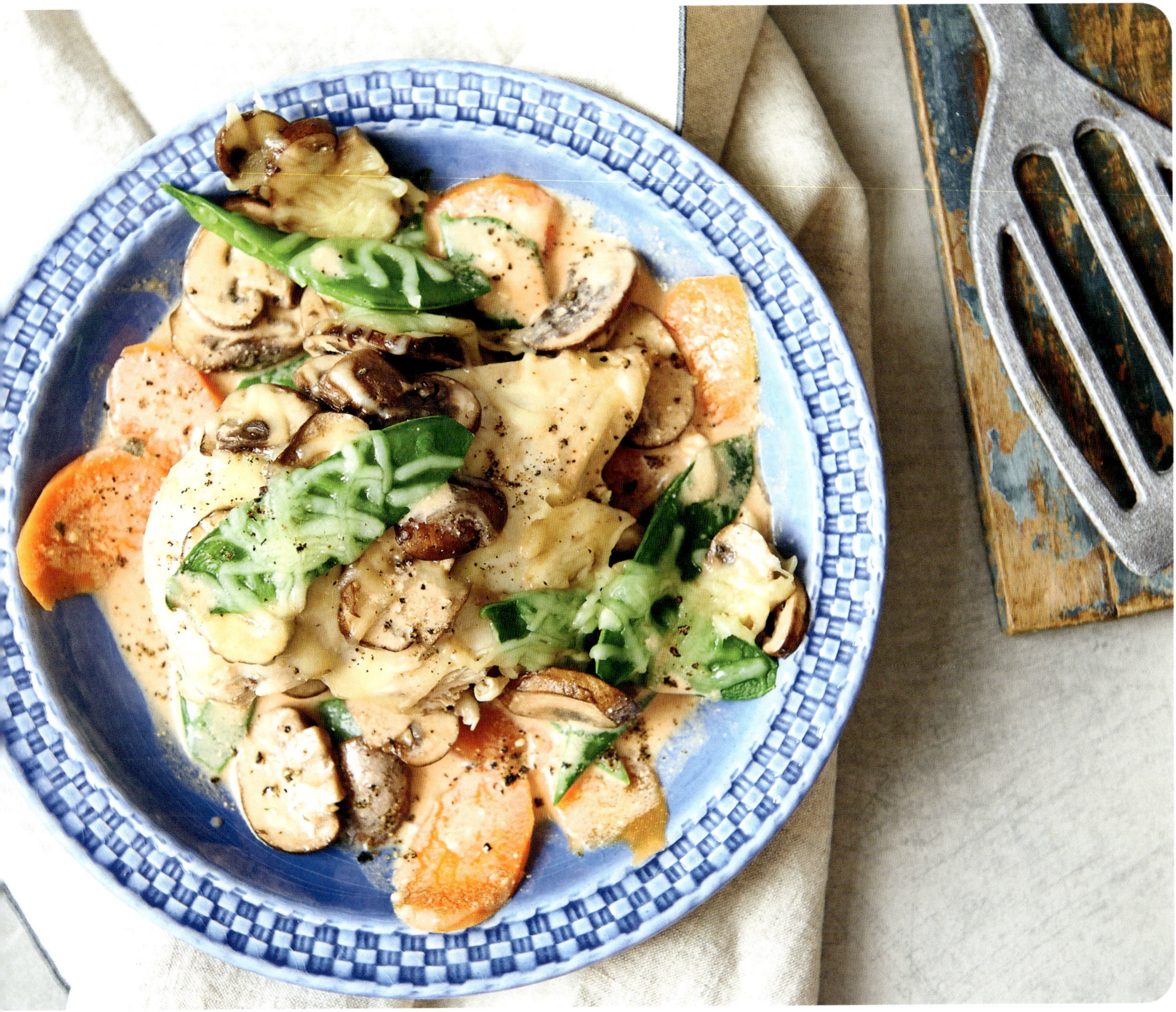

Aromatischer Mix

Spinat-Curry mit Huhn

Für 4 Personen • braucht etwas mehr Zeit
1 Std.

1 EL Erdnussöl • 1 Zwiebel, fein gehackt • 1 EL fein gehackter Ingwer • 2 EL Curry (milde Sorte) • 1,2 l Hühnerbrühe • 400 ml Kokosmilch, ungesüßt • 1 Bund Koriander • 4 Stängel Zitronengras • 1 kg Huhn mit Knochen, z.B. Schenkel oder ganzes Huhn, zerlegt • Saft von 1 Limette • Salz • 1 Prise Zucker • etwas Fischsoße • 200 g TK-Blattspinat

- Das Öl in einem ausreichend großen Topf erhitzen. Die Zwiebelwürfel und den Ingwer darin anschwitzen, dann das Currypulver zugeben und etwas mitschmoren. Hühnerbrühe, Kokosmilch, die gebündelten Korianderstiele und das gequetschte Zitronengras zugeben. Alles zum Kochen bringen.

- Die Hähnchenschenkel bzw. Hähnchenteile enthäuten und in die kochende Brühe einlegen, offen etwa 45 Min. sanft köcheln lassen. Das Fleisch herausnehmen und etwas abkühlen lassen, Zitronengras und Korianderstiele entfernen. Das Fleisch vom Knochen lösen und in mundgerechte Stücke zerteilen, wieder zurück in den Topf geben.

- Die Suppe mit dem Limettensaft, Salz, Zucker und wenig Fischsoße abschmecken. Den Spinat in die Suppe geben und auftauen lassen.

Nährwerte pro Portion
639 kcal • 44 g F • 48 g E • 13 g KH • 567 mg ω3 • 7 mg Fe

Phase 2 Akuter Schub	Phase 3 Ausklingender Schub	Phase 4 Remission
rot	gelb	grün

Hausmannskost

Makkaroniauflauf

Für 3 Personen • braucht etwas mehr Zeit
30 Min. + 50 Min. Backzeit

250 g Makkaroni • 1 TL Salz • 300 g gekochter Schinken • 3 Eier • 125 ml Milch • 1 EL gehackte Petersilie • Muskatnuss • Pfeffer, frisch gemahlen • Salz • 50 g Käse • 30 g Butter • 30 g Paniermehl

- Die Makkaroni in kleine gleichmäßige Stücke brechen. Einen Topf mit ca. 1 Liter Salzwasser zum Kochen bringen, die Nudeln hineingeben, umrühren und bei ausgeschalteter Kochstelle ca. 15 Min. ausquellen lassen. Danach abgießen und kurz abtropfen lassen.

- Den gekochten Schinken in kleine Würfel schneiden. In einem Rührbecher Eier, Milch und Gewürze verquirlen und kräftig abschmecken.

- Eine Auflaufform fetten und die abgetropften Nudeln zusammen mit den Schinkenwürfeln einfüllen. Die Eiermilch darübergießen.

- In einem Universalzerkleinerer Käse, Butter und Paniermehl zerkleinern, mischen und in Flöckchen über den Auflauf geben. Die Form in den Backofen stellen und den Makkaroniauflauf in 45–50 Min. bei 170 Grad (Umluft) goldgelb backen.

Nährwerte pro Portion
707 kcal • 26 g F • 51 g E • 67 g KH • 509 mg ω3 • 4 mg Fe

Phase 2 Akuter Schub	Phase 3 Ausklingender Schub	Phase 4 Remission
gelb	grün	grün

» Spinat-Curry mit Huhn

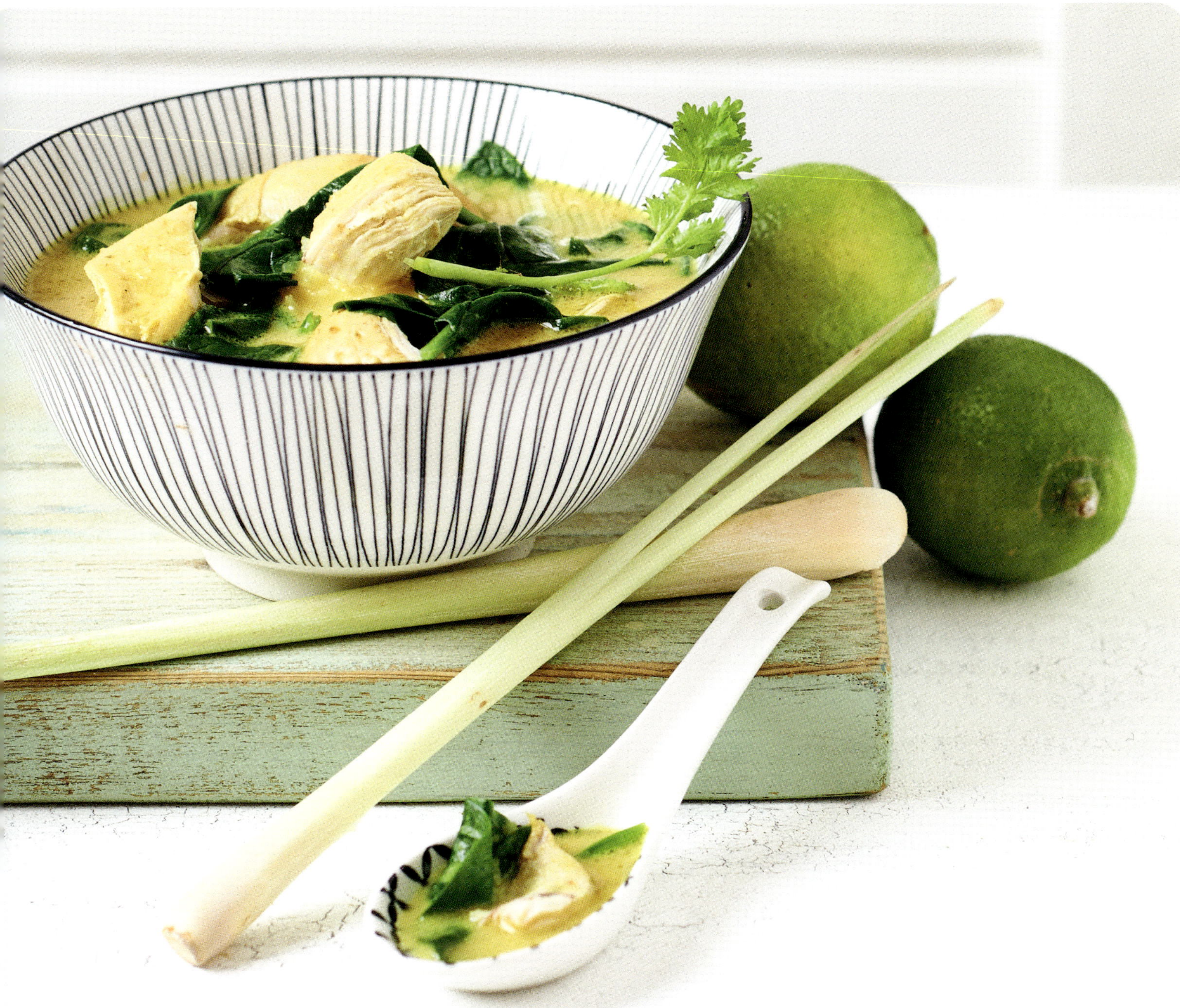

Ein guter Beitrag für den Eisenhaushalt

Hackbraten auf Kartoffel-Möhren-Gemüse mit Feldsalat

Für 3–4 Personen • braucht etwas mehr Zeit
30 Min. + 1 Std. Backzeit

- 1 Scheibe (Dinkel-)Vollkorntoast
- 2 EL Milch
- ½ TL mittelscharfer Senf
- 1 Ei
- Salz
- Pfeffer, frisch gemahlen
- 1 Schalotte (alternativ 1 EL Zwiebeln tiefgekühlt)
- 2 EL Haferflocken, blütenzart
- 2 EL Magerquark
- ¼ Bund glatte Petersilie (alternativ 1 EL Petersilie tiefgekühlt)
- ½ TL Majoran (alternativ getrockneter Oregano)
- 500 g Rinderhackfleisch
- 2–3 EL Rapsöl
- 6 Kartoffeln (mittelgroß)
- 6 Möhren
- 300 ml Rinderbrühe
- 150 g Feldsalat
- 3 EL Himbeeressig
- 4 EL Walnussöl
- 1 TL Akazienhonig

● Den Backofen auf 200 Grad Umluft vorheizen.

● Den Toast in der Milch einweichen, mit Senf, Ei, drei Prisen Salz, Pfeffer, Zwiebeln, Haferflocken und Magerquark vermischen.

● Die Petersilie waschen, zupfen und fein hacken. Gehackte Petersilie, Majoran und das Rinderhack unterrühren. Die Masse zu einem länglichen Braten formen.

● Rapsöl in einer Pfanne erhitzen, den Hackbraten hineinlegen und von beiden Seiten anbraten. Dann vorsichtig in einen Bräter legen.

● Kartoffeln und Möhren schälen, in längliche Stücke schneiden bzw. vierteln und in derselben Pfanne kurz andünsten. Mit Rinderbrühe ablöschen.

● Gemüse und Sud zum Hackbraten geben und 1 Stunde im Ofen auf der mittleren Schiebeleiste durchgaren lassen.

● Den Feldsalat gut waschen und trocken schleudern. Essig, Öl, Honig, Salz und Pfeffer kräftig verrühren. Das Dressing mit dem Feldsalat vermischen.

● Den Braten und das Gemüse mit Petersilie bestreuen und (im Bräter) servieren. Dazu den Feldsalat reichen.

Tipp In der Remission können Sie gern zerdrückte Walnusskerne zum Salat geben. Eine fruchtige Komponente (wie Orange, Papaya, Melone) rundet den Salat ab und erhöht durch den Vitamin-C-Gehalt die Eisenresorption. Wer mehr Kalorien wünscht, gibt Avocadoscheibchen zum Feldsalat.

Nährwerte pro Portion
660 kcal • 39 g F • 38 g E • 37 g KH • 2 mg ω3 • 7 mg Fe

Phase 2 Akuter Schub	Phase 3 Ausklingender Schub	Phase 4 Remission
(rot)	(grün)	(grün)

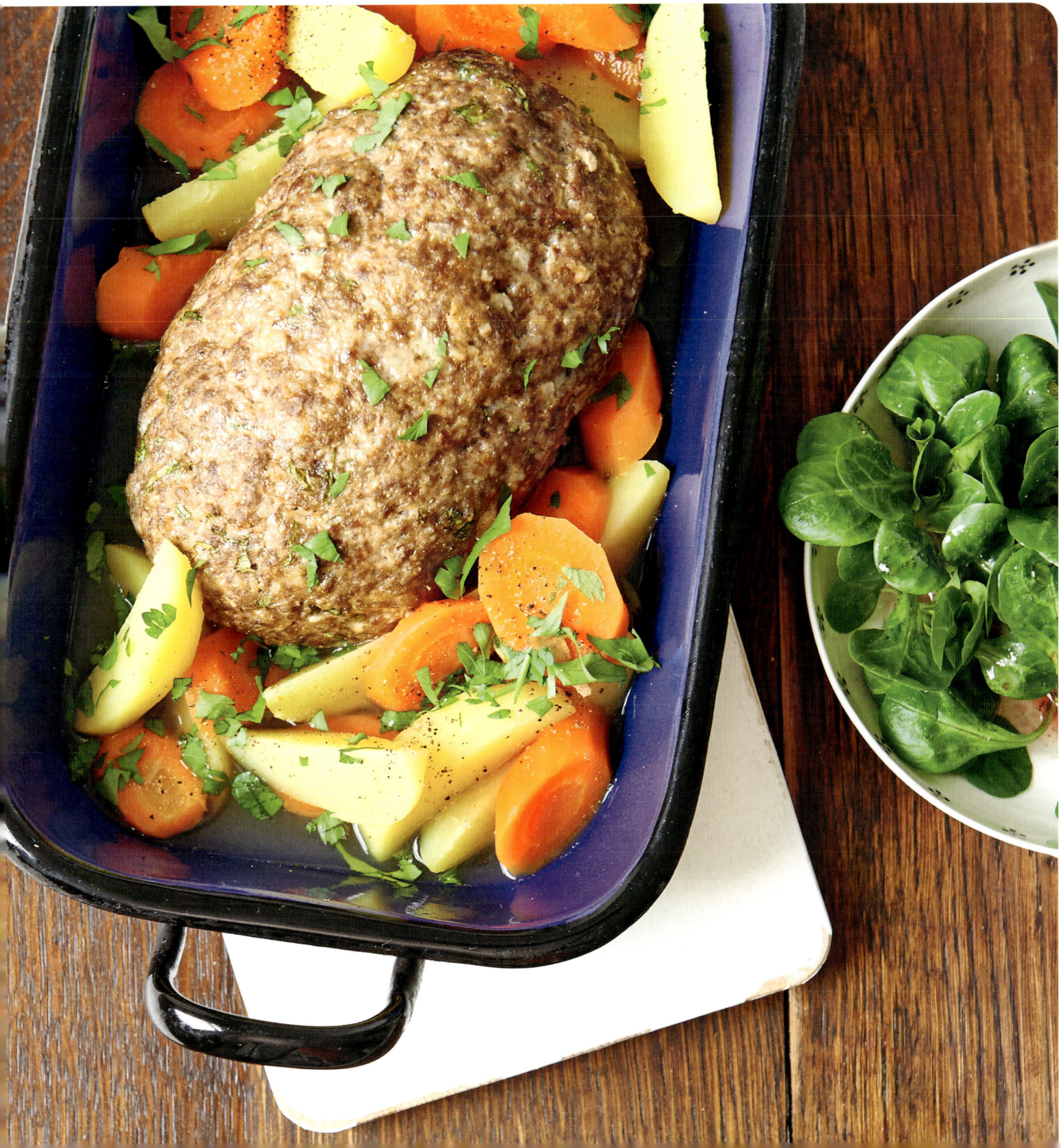

Schnell vorbereitet

Möhren-Kohlrabi-Gratin

Für 4 Personen • gelingt leicht
25 Min. + 35 Min. Backzeit

300 g Möhren • 450 g Kohlrabi • 4 Eier • 250 ml Sahne • 40 g Sesampaste • Muskatnuss • Pfeffer, frisch gemahlen • Salz • 80 g geriebener Emmentaler • etwas Petersilie

- Die Möhren und den Kohlrabi putzen und mit der Küchenmaschine in grobe Stifte schneiden. In einem Topf eine Tasse Wasser mit etwas Salz zum Kochen bringen, das Gemüse hineingeben und bei geschlossenem Deckel aufkochen. Dann Kochstelle ausschalten und 8–10 Min. garen.
- Den Backofen auf 220 Grad Ober- und Unterhitze vorheizen. Das Gemüse abtropfen lassen und schuppenförmig in eine gefettete Auflaufform geben.
- Eier, Sahne und Sesampaste miteinander verquirlen und mit Pfeffer, Muskat und Salz abschmecken. Über die Gemüseschuppen verteilen und mit dem geriebenen Emmentaler bestreuen.
- Die Auflaufform mittig in den vorgeheizten Backofen stellen und das Gratin in 35 Min. goldgelb backen. Kurz vor dem Servieren mit gehackter Petersilie bestreuen.

Tipp Der Sesam spendiert Ihnen eine Extraportion Kalzium! Wenn Sie statt Sahne Milch verwenden, dann ist das Rezept auch in der akuten Schubphase verträglich.

Nährwerte pro Portion
444 kcal • 37 g F • 19 g E • 11 g KH • 652 mg ω3 • 4 mg Fe

Phase 2 Akuter Schub	Phase 3 Ausklingender Schub	Phase 4 Remission

Jede Menge Eiweiß

Kartoffel-Quark-Auflauf

Für 4 Personen • preisgünstig
20 Min. + 40 Min. Backzeit

750 g Kartoffeln (mehlig kochend) • 1 Msp. Kümmelpulver • 200 g Möhren • 150 g TK-Zuckerschoten • 250 g Quark • 100 g Schmand • 100 ml Milch • 2 Eier • 1 EL Majoran • Muskatnuss • Pfeffer • Salz • Fett für die Form

- Die Kartoffeln waschen und als Pellkartoffeln zusammen mit Kümmelpulver und einer Tasse Wasser zum Kochen bringen und 20 Min. garen. Kurz mit kaltem Wasser abschrecken und dann pellen. In dicke Scheiben schneiden.
- Den Backofen auf 175 Grad Ober- und Unterhitze vorheizen. Die Möhren waschen, schaben und mit der Küchenmaschine in sehr dünne Scheiben schneiden. Zuckerschoten etwas antauen lassen und mit dem Messer schräg in feine Streifen schneiden.
- Quark, Schmand, Milch und Eier verquirlen. Die Masse mit Majoran, Muskatnuss, Pfeffer und Salz kräftig würzen. Eine Springform (Ø 26 cm) fetten. Alle Zutaten schichtweise einfüllen.
- Den Auflauf in die Mitte des vorgeheizten Backofens stellen und in ca. 40 Min. goldgelb backen. Anschließend etwas auskühlen lassen. Den Rand mit einem Messer lösen und als Tortenstück servieren.

Nährwerte pro Portion
312 kcal • 13 g F • 18 g E • 30 g KH • 290 mg ω3 • 3 mg Fe

Phase 2 Akuter Schub	Phase 3 Ausklingender Schub	Phase 4 Remission

» Möhren-Kohlrabi-Gratin

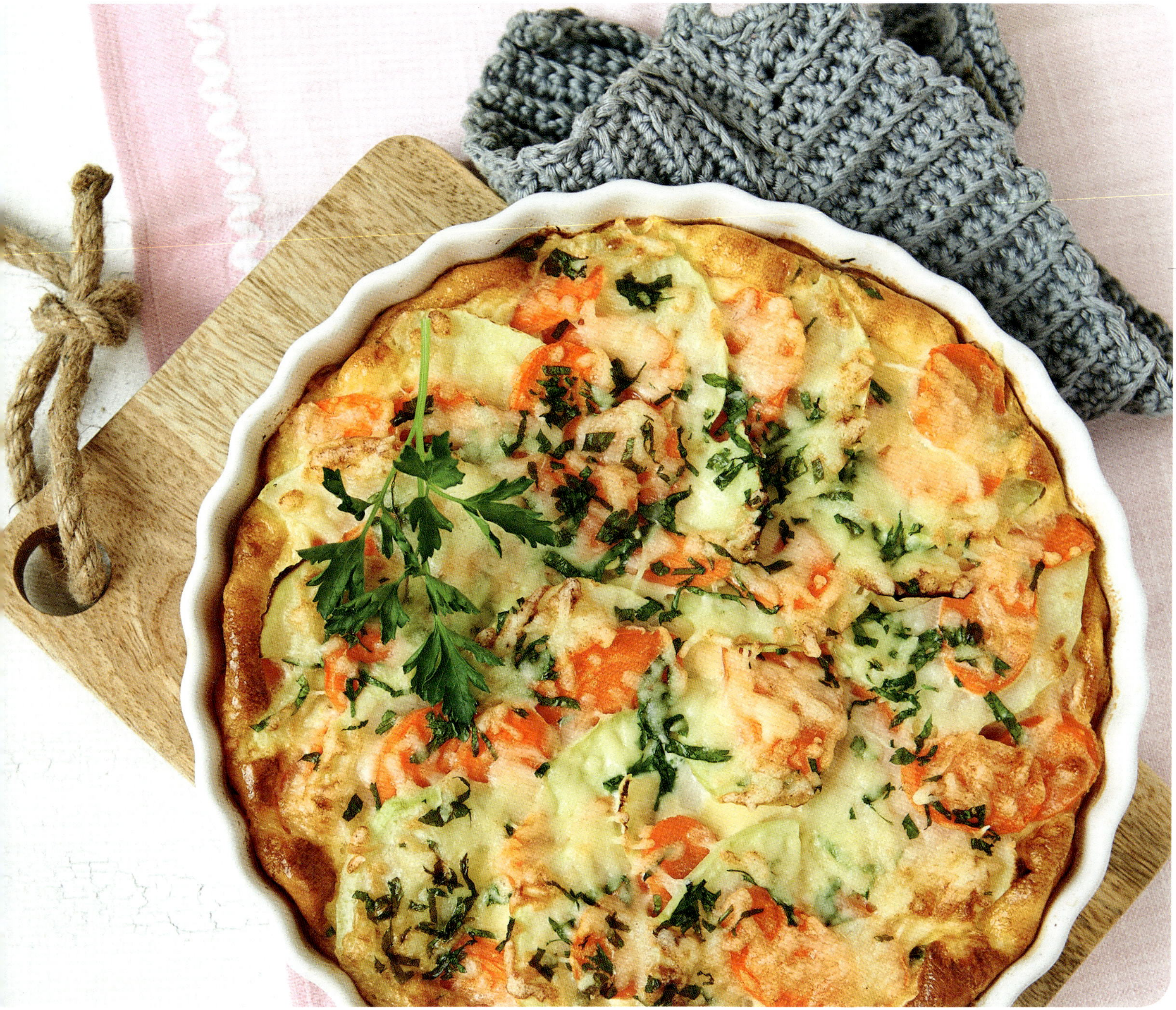

Mit Radieschenquark

Kräuter-Kartoffel-Waffeln

Für 3 Personen • preisgünstig
55 Min.

500 g Kartoffeln • 3 Lorbeerblätter • 1 TL Thymian, gehackt • 1 Bund Radieschen • 500 g Sahnequark • Salz • Pfeffer • ½ mittelgroße Zwiebel • 50 g gekochter Schinken • ca. 50 ml Milch • 1 EL Quark • 2 Eier • 1 Eigelb • 1 EL gehackte Petersilie • 1 EL Schnittlauchröllchen • 1 TL Majoran, gehackt • Muskatnuss

- Kartoffeln waschen und in Salzwasser mit den Lorbeerblättern und dem Thymian in ca. 20 Min. weich kochen. Dann abschrecken und heiß durch eine Presse drücken.
- Radieschen waschen und putzen. Einige Radieschen für die Garnitur zur Seite legen. Radieschen raspeln. Mit dem Quark verrühren und mit Salz und Pfeffer abschmecken.
- Zwiebel pellen, fein würfeln und glasig anschwitzen. Schinken in feine Streifen schneiden. Mit den Kartoffeln und den restlichen Zutaten zu einem glatten Teig vermengen. Mit Pfeffer, Salz und Muskat abschmecken.
- Aus dem Teig Waffeln backen. Jeweils zwei warme Kartoffelwaffeln auf einem Teller anrichten. Den Radieschenquark in einen Spritzbeutel geben und zwischen den Waffeln aufspritzen. Mit geschnittenen Radieschen, Kräutern und grobem Pfeffer garnieren.

Nährwerte pro Portion
615 kcal • 42 g F • 29 g E • 29 g KH • 771 mg ω3 • 4 mg Fe

Phase 2 Akuter Schub	**Phase 3** Ausklingender Schub	**Phase 4** Remission

Prima zum Einfrieren

Pizzolini-Muffins

Für 6–8 Stück • gut vorzubereiten
25 Min. + 30 Min. Backzeit

1 Ei • 60 ml Olivenöl • 100 ml passierte Tomaten • 180 ml Buttermilch • ½ kleine Schalotte • 200 g gelbe Paprikaschote • 35 g getrocknete Tomaten (in Öl), abgetropft • 1 Kugel Mozzarella • 2 Scheiben gekochter Schinken • 1 Knabbersalami • 10 frische Basilikumblätter (alternativ getrocknetes Basilikum) • ½ TL Oregano • Pfeffer, frisch gemahlen • Salz • 1 Knoblauchzehe • 250 g Mehl • 2½ TL Backpulver • ½ TL Natron • 70 g geriebener Emmentaler oder Parmesan

- Den Backofen auf 200 Grad Ober- und Unterhitze vorheizen. Ei, Olivenöl, passierte Tomaten und Buttermilch verrühren.
- Schalotte pellen und fein würfeln, Paprikaschote waschen und fein würfeln. Tomaten und Mozzarella gut abtropfen lassen und in kleine Würfel schneiden. Den Schinken fein zerkleinern. Knabbersalami in feine Scheiben schneiden. Alles zusammen unter die feuchte Masse heben.
- Basilikumblätter hacken, mit den anderen Kräutern zugeben. Pfeffern und salzen. Knoblauch schälen, fein zerdrücken und unterrühren. Mehl, Backpulver und Natron unterheben. Den Teig in Muffinförmchen geben, mit Käse bestreuen und im vorgeheizten Backofen 25–30 Min. backen. Vor dem Servieren etwas abkühlen lassen (10 Min.).

Nährwerte pro Portion (bei 8 Stück)
364 kcal • 21 g F • 19 g E • 27 g KH • 248 mg ω3 • 1 mg Fe

Phase 2 Akuter Schub	**Phase 3** Ausklingender Schub	**Phase 4** Remission

» Kräuter-Kartoffel-Waffeln

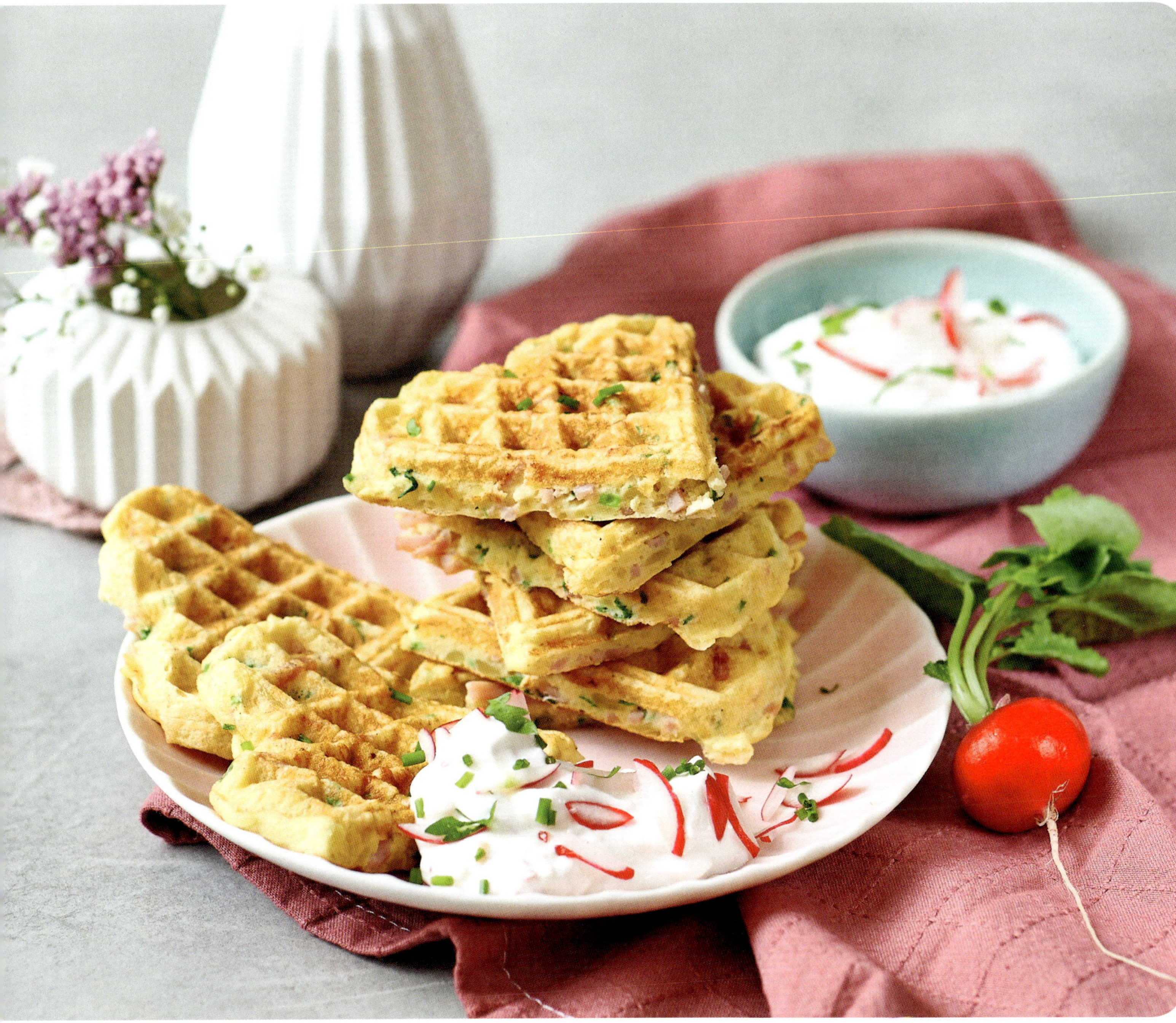

In Krankheitsphasen sind Kartoffeln und Reis mit Soße immer gut

Soßen-Dreierlei

Für 3–4 Portionen • braucht etwas mehr Zeit

25 Min.

Grundzutaten:

- 40 g Butter
- 50 g Mehl
- 500 ml Milch (3,5 % Fett)
- Salz
- weißer Pfeffer, frisch gemahlen

Petersiliensoße:

- ½ Bund glatte Petersilie
- ½ Bund krause Petersilie
- alternativ 1 Päckchen TK-Petersilie

Currysoße:

- 2 EL Curry
- 2 Scheiben Ananas
- 25 g gemahlene Mandeln

Tomatensoße:

- 1 gehackte Zwiebel
- 2 EL Tomatenmark
- 500 ml Gemüsebrühe
- 2 EL Olivenöl
- 1 Msp. frisch geriebener Ingwer
- 10 Blätter Basilikum

● In einem Topf die Butter erhitzen. Das Mehl mit einem Schneebesen zugeben und kräftig rühren. Wenn ein zäher Teig entstanden ist, die Milch zugeben, kräftig rühren und die Masse aufkochen. Mit Salz und Pfeffer abschmecken. Dazu schmecken Stampfkartoffeln.

● Die Petersilie waschen und zerkleinern. Kurz vor dem Servieren unter die Soßengrundmasse ziehen. Schmeckt zu Kartoffeln, Spargel und Schinken.

● Geben Sie das Currypulver zusammen mit dem Mehl zur aufgelösten Butter und erhitzen Sie es unter kräftigem Rühren. Füllen Sie die Masse wie oben beschrieben mit Milch auf und geben Sie kurz vor dem Servieren die in mundgerechte Stücke geschnittene Ananas und die Mandeln zur Soße. Schmeckt zu Kartoffeln und gebratenem Hühnchen.

● Die Zwiebel in der Butter glasig anschwitzen. Das Mehl zugeben, bis ein zäher Teigkloß entsteht. Gemüsebrühe anstelle der Milch sowie Tomatenmark und Olivenöl unterrühren und zu einer sämigen Masse aufkochen. Den Ingwer unterrühren.

● Basilikumblätter waschen, hacken und kurz vor dem Servieren zur Soße geben. Diese Soße passt zu allen Nudelgerichten.

Nährwerte pro Portion

Grundsoße/Petersiliensoße: 196 kcal • 13 g F • 6 g E • 15 g KH • 187 mg ω3 • 1 mg Fe

Phase 2 Akuter Schub	Phase 3 Ausklingender Schub	Phase 4 Remission

Currysoße: 279 kcal • 17 g F • 7 g E • 24 g KH • 230 mg ω3 • 3 mg Fe

Phase 2 Akuter Schub	Phase 3 Ausklingender Schub	Phase 4 Remission

Tomatensoße: 208 kcal • 15 g F • 4 g E • 15 g KH • 188 mg ω3 • 2 mg Fe

Phase 2 Akuter Schub	Phase 3 Ausklingender Schub	Phase 4 Remission

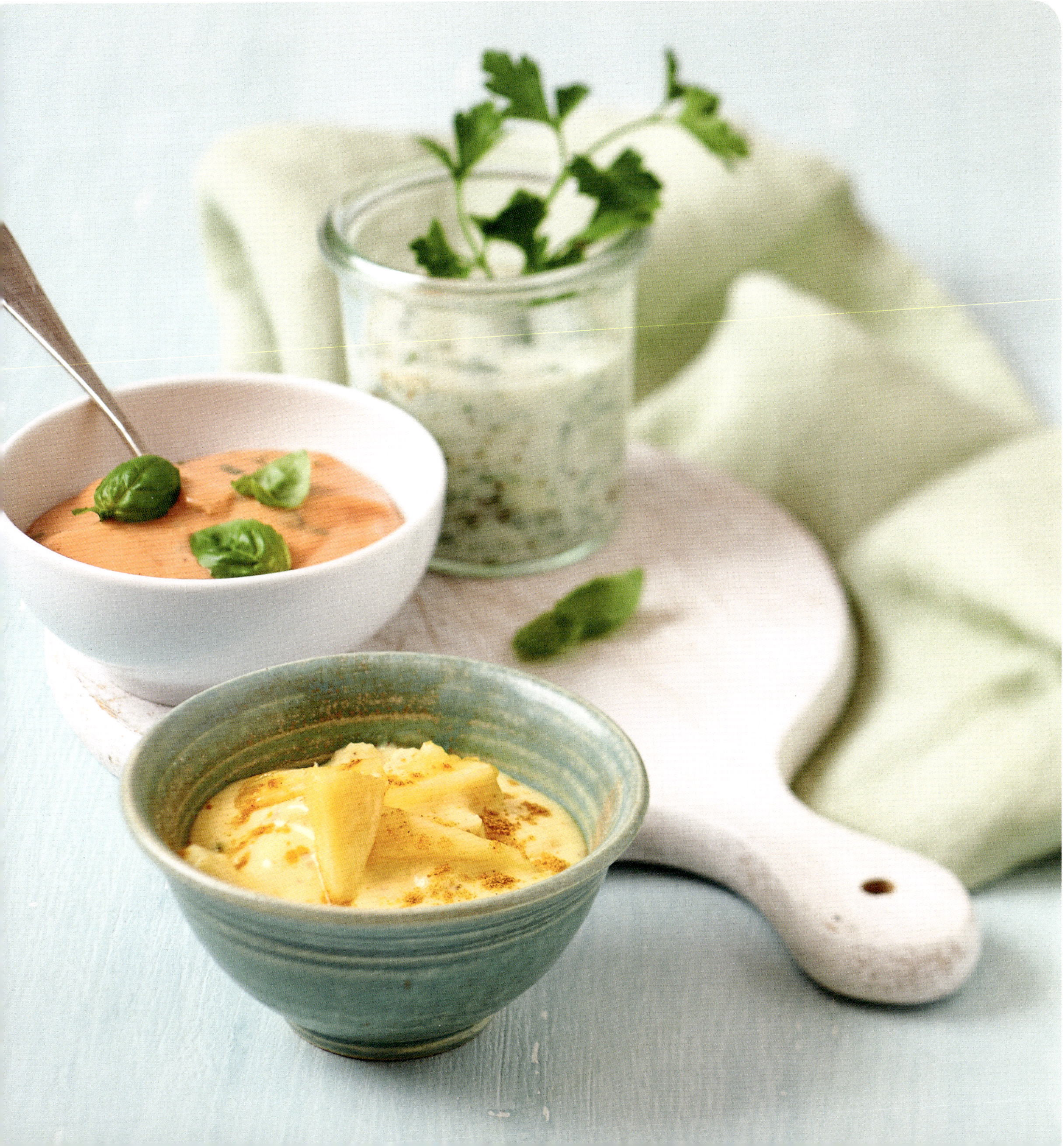

Desserts und Süßspeisen

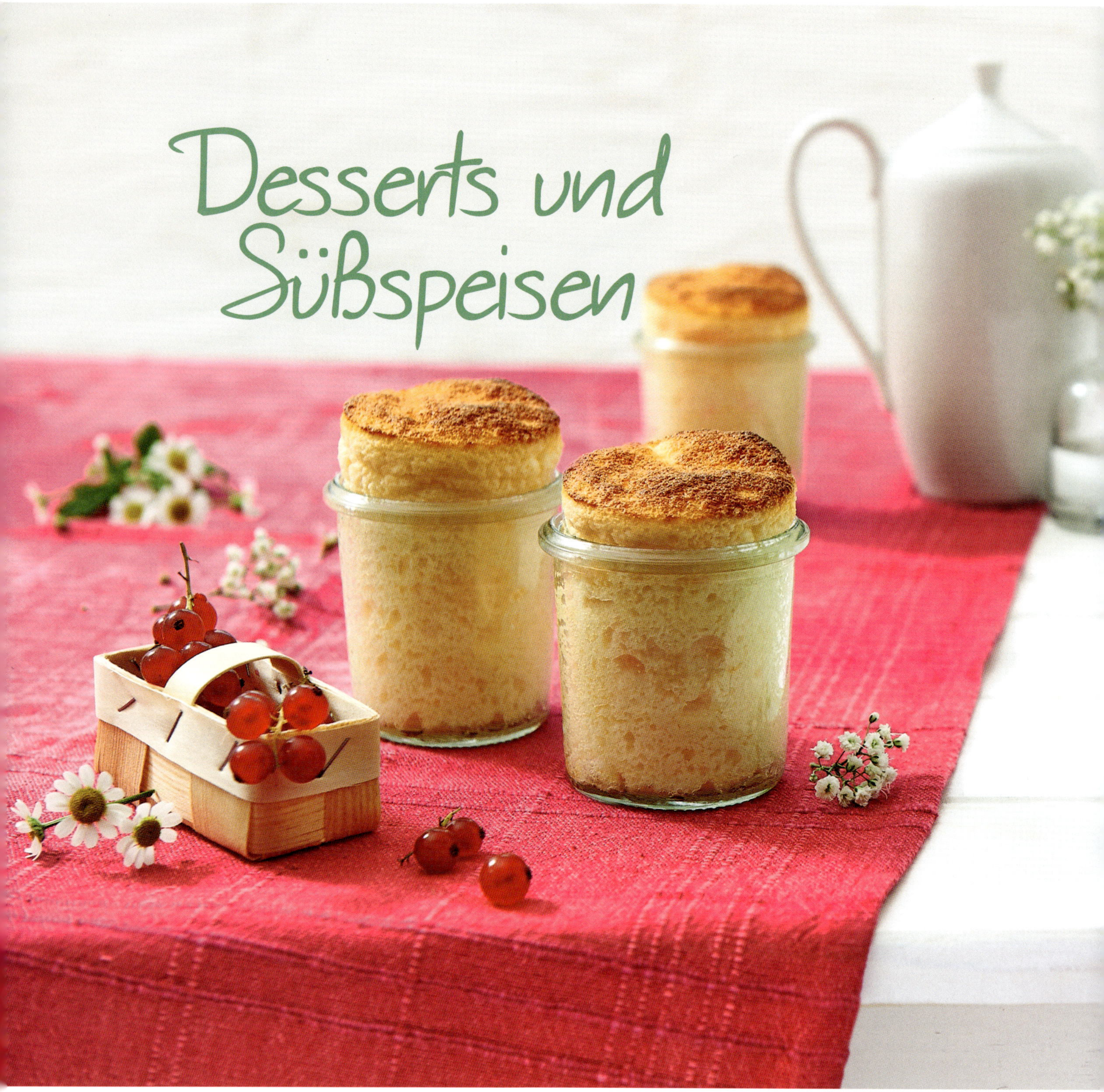

Süßes Eiweißkonzentrat

Quarkige Souffleuse

Für 4 Stück • geht schnell
⏲ 10 Min. + 25 Min. Backzeit

2 Eier • 70 g Zucker • 1 Päckchen Vanillezucker • Mark von ½ Vanilleschote • 25 g Speisestärke • 250 g Magerquark • Fett für die Förmchen

● Den Backofen auf 180–200 Grad Ober-/Unterhitze vorheizen. Die Eier trennen. Die Eigelbe mit dem Zucker, dem Vanillezucker, dem Vanillemark, der Stärke und dem Quark fein verrühren. Das Eiweiß steif schlagen und vorsichtig unterheben.

● Den Teig ¾ in die gefetteten Förmchen füllen und bei 180–200 Grad im Wasserbad ca. 25 Min. bei Ober- und Unterhitze backen.

Das passt dazu Zu den Soufflés eine fruchtige Soße, z. B. aus fein püriertem Erdbeerkompott, geben.

Nährwerte pro Stück
195 kcal • 4 g F • 12 g E • 28 g KH • 119 mg ω3 • 1 mg Fe

Phase 2 Akuter Schub	**Phase 3** Ausklingender Schub	**Phase 4** Remission

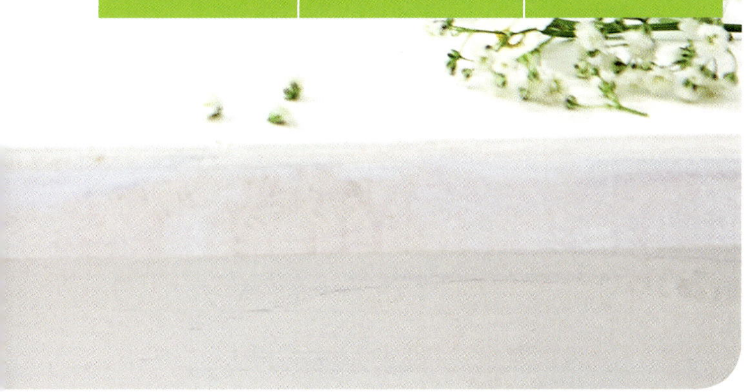

Reich an Kalium

Baiseraprikosen

Für 2 Personen • geht schnell
⏲ 25 Min.

250 g Aprikosen • 2 Eiweiß • 2 EL feiner Zucker • 50 g gemahlene Haselnüsse

● Die Aprikosen waschen, halbieren und entsteinen.

● Eine flache Auflaufform mit Wasser ausspülen. Die Aprikosen jeweils mit der Wölbung nach oben in die Form legen.

● Das Eiweiß in einem hohen Rührbecher mit den Rührbesen des Handrührgeräts steif schlagen, bis die Masse Spitzen zieht. Den Zucker unter Rühren einrieseln lassen.

● Die Hälfte des Eischnees gleichmäßig auf den Aprikosen verteilen. Die restliche Masse vorsichtig mit dem Haselnussmehl vermengen und als Hütchen ebenfalls auf die Aprikosen geben.

● In einer Mikrowelle mit Grill 4–5 Min. (Grill Stufe 3, Mikrowelle 600 W) garen und zart bräunen.

Nährwerte pro Portion
290 kcal • 16 g F • 8 g E • 28 g KH • 33 mg ω3 • 2 mg Fe

Phase 2 Akuter Schub	**Phase 3** Ausklingender Schub	**Phase 4** Remission

Fruchtig-mild

Bananen-Beeren-Püree

Für 3 Personen • geht schnell
25 Min. + 8 Std. Kühlzeit

500 g Himbeeren (frisch oder tiefgekühlt) • 4 EL (ca. 40 g) Instanthaferflocken • 2 Bananen • 120 g Zucker • 1 TL Vanillepulver

- Die Himbeeren waschen, verlesen und in einem Topf mit 1 Tasse Wasser zum Kochen bringen. Die Kochstelle ausstellen. Mit dem Mixstab pürieren und die Masse durch ein Sieb streichen.

- Die Bananen schälen und in groben Stücken zugeben, nochmals pürieren. In die noch heiße Masse die Instanthaferflocken rühren.

- Mit dem Zucker und der Vanille fein abschmecken. Das Bananen-Beeren-Püree kalt stellen – am besten über Nacht.

Variante Sie können den Zuckeranteil gerne reduzieren!

Nährwerte pro Portion
346 kcal • 2 g F • 5 g E • 74 g KH • 160 mg ω3 • 3 mg Fe

Phase 2 Akuter Schub	Phase 3 Auskl. Schub	Phase 4 Remission

Extra-Stärkung

Milchfreier Vanillepudding

Für 4 Personen • geht schnell
20 Min.

500 ml Vanillehaferdrink • 1 EL Mandelmehl • 40 g Stärke

- Drei Viertel des Haferdrinks in einen Topf geben und aufkochen. In der Zwischenzeit den restlichen kalten Drink mit dem Mandelmehl und der Speisestärke verrühren.

- Wenn die Masse im Topf wolkig wird, rühren. Sobald der Drink kocht, die Mandelmehl-Stärke-Flüssigkeit einrühren und nochmals aufkochen lassen.

- In eine mit Wasser ausgespülte Schüssel geben und auskühlen lassen.

Tipp Die Zugabe von Mandelmehl erhöht die Nährstoffdichte dieses sehr verträglichen Rezepts.

Nährwerte pro Portion
124 kcal • 3 g F • 2 g E • 21 g KH • 47 mg ω3 • 1 mg Fe

Phase 2 Akuter Schub	Phase 3 Auskl. Schub	Phase 4 Remission

Fruchtiger Eiweißlieferant

Früchtequark

Für 2 Personen • geht schnell
10 Min.

1 Ei • Zucker, Süßstoff oder Honig nach Geschmack • 250 g Quark • 1 Glas Mandarinen (z. B. aus dem Naturkostladen)

- Das Ei trennen. Das Eiweiß steif schlagen, bis die Masse Spitzen zieht. Das Eigelb mit dem Zucker oder Süßstoff verrühren. Den Quark zugeben und gut untermischen.

- Die Mandarinen abtropfen lassen und hinzufügen. Zuletzt vorsichtig den Eischnee unterheben. Ist die Masse zu fest, etwas Milch oder Obstsaft zugeben.

Variante Soll es noch schneller gehen, dann kann auf das Ei verzichtet werden. Wer lieber Pfirsiche mag, der tauscht sie gegen die Mandarinen aus. Und auch eine Variante mit Apfelmus und Zimt ist köstlich.

Nährwerte pro Portion
248 kcal • 4 g F • 22 g E • 30 g KH • 123 mg ω3 • 2 mg Fe

Phase 2 Akuter Schub	Phase 3 Auskl. Schub	Phase 4 Remission

Pudding selbst gemacht

Echter Flammeri

Für 4 Personen • preisgünstig
⏲ 25 Min.

500 ml Milch • 80 g Zucker • 125 g Grieß • Mark von ½ Vanilleschote • Saft von ½ Zitrone • Zimt und Zucker zum Bestreuen

- Die Milch in einen Topf geben, den Zucker einrieseln lassen und unter gelegentlichem Rühren aufkochen lassen. Kurz bevor die Milch kocht, den Grieß unter stetem Rühren dazugeben und einmal kräftig aufkochen. Den Topf von der Kochstelle ziehen.

- Die Vanilleschote halbieren und das Mark mit dem Rücken des Küchenmessers ausschaben; zusammen mit dem Zitronensaft unter die Grießmasse rühren.

Variante Ohne den Zitronensaft ist dieses Dessert auch im akuten Schub geeignet!

Nährwerte pro Portion
290 kcal • 5 g F • 7 g E • 54 g KH • 68 mg ω3 • 1 mg Fe

Phase 2 Akuter Schub	Phase 3 Auskl. Schub	Phase 4 Remission
gelb	grün	grün

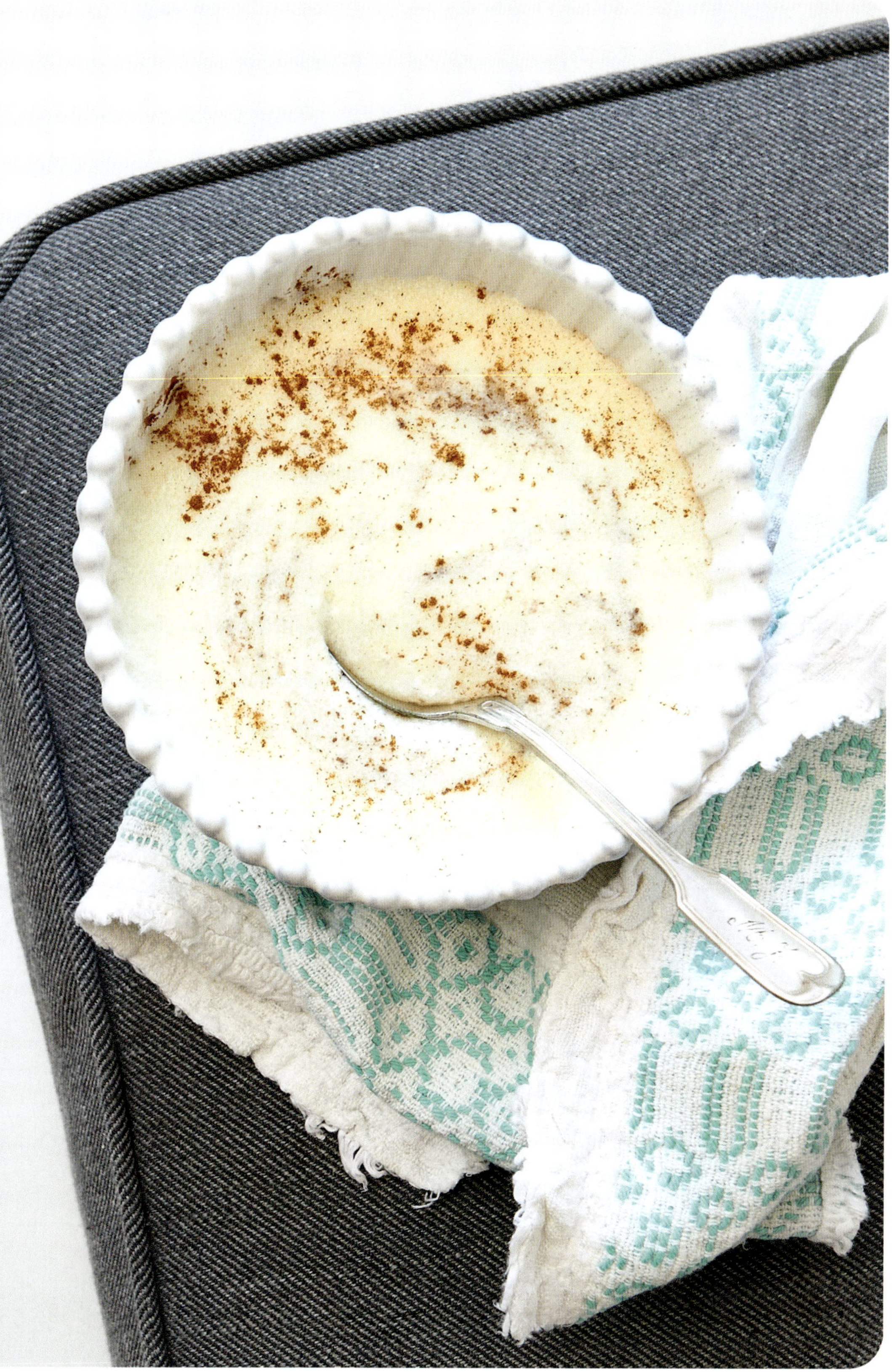

Mit Bananen-Kirsch-Kompott

Warmer Quarkauflauf

Für 4 Personen • preisgünstig
25 Min. + 40 Min. Garzeit

Quarkauflauf: 4 Eier • 250 g Magerquark • 80 g Zucker • Mark von 1 Vanilleschote
Kompott: 720 g Sauerkirschen (aus dem Glas) • 60 g Speisestärke • 60 g Zucker • 1 Banane

- Den Backofen auf 170 Grad Ober- und Unterhitze vorheizen. Die Eier trennen. Eiweiß steif schlagen, bis die Masse Spitzen zieht. In einer zweiten Rührschüssel Eigelbe, Quark, Zucker und Vanillemark verquirlen.

- Den Boden einer runden Auflaufform (Ø 22 cm) fetten. Den Eischnee vorsichtig unter die Quarkmasse ziehen. In die Auflaufform geben und den Auflauf in ca. 40 Min. goldgelb backen.

- Die Sauerkirschen abtropfen lassen, den Saft auffangen. Die Speisestärke mit ¼ des Saftes glatt rühren. Die Sauerkirschen mit dem übrigen Saft aufkochen, dann die angerührte Stärke und den Zucker unterrühren und alles zusammen unter kräftigem Rühren einmal aufkochen.

- Zum Schluss die Banane in kleine Würfel schneiden und unter das etwas abgekühlte Fruchtkompott geben. Den warmen Quarkauflauf mit dem Fruchtkompott servieren.

Nährwerte pro Portion
480 kcal • 7 g F • 11 g E • 89 g KH • 332 mg ω3 • 3 mg Fe

Phase 2 Akuter Schub	Phase 3 Ausklingender Schub	Phase 4 Remission
rot	grün	grün

Köstliche Kalorien

Weihnachtsschokolade

Für 4 Personen • gelingt leicht
30 Min.

1 l Milch • 1 Vanilleschote • 1 Zimtstange • 5 Nelken • abgeriebene Schale von 1 Orange • abgeriebene Schale von ½ Zitrone • 150 g dunkle Schokolade, geraspelt • 1 EL brauner Rum • etwas Honig • geschlagene Sahne

- Die kalte Milch mit einer der Länge nach aufgeschnittenen Vanilleschote, der Zimtstange, den Nelken sowie mit der abgeriebenen Schale der Orange und Zitrone aufkochen. Die Milch mit den Zutaten etwas ziehen lassen und im Anschluss durch ein Sieb abgießen.

- Danach wird die Milch noch einmal aufgekocht und die geraspelte Schokolade eingerührt. Etwas geraspelte Schokolade zum Garnieren aufheben.

- Die heiße Schokolade je nach Geschmack mit Honig und braunem Rum abschmecken. Zum Schluss die Schokolade in vorgewärmte Tassen geben und mit Sahne und geraspelter Schokolade garnieren.

Nährwerte pro Portion
409 kcal • 26 g F • 11 g E • 32 g KH • 218 mg ω3 • 2 mg Fe

Phase 2 Akuter Schub	Phase 3 Ausklingender Schub	Phase 4 Remission
rot	rot	grün

» Warmer Quarkauflauf

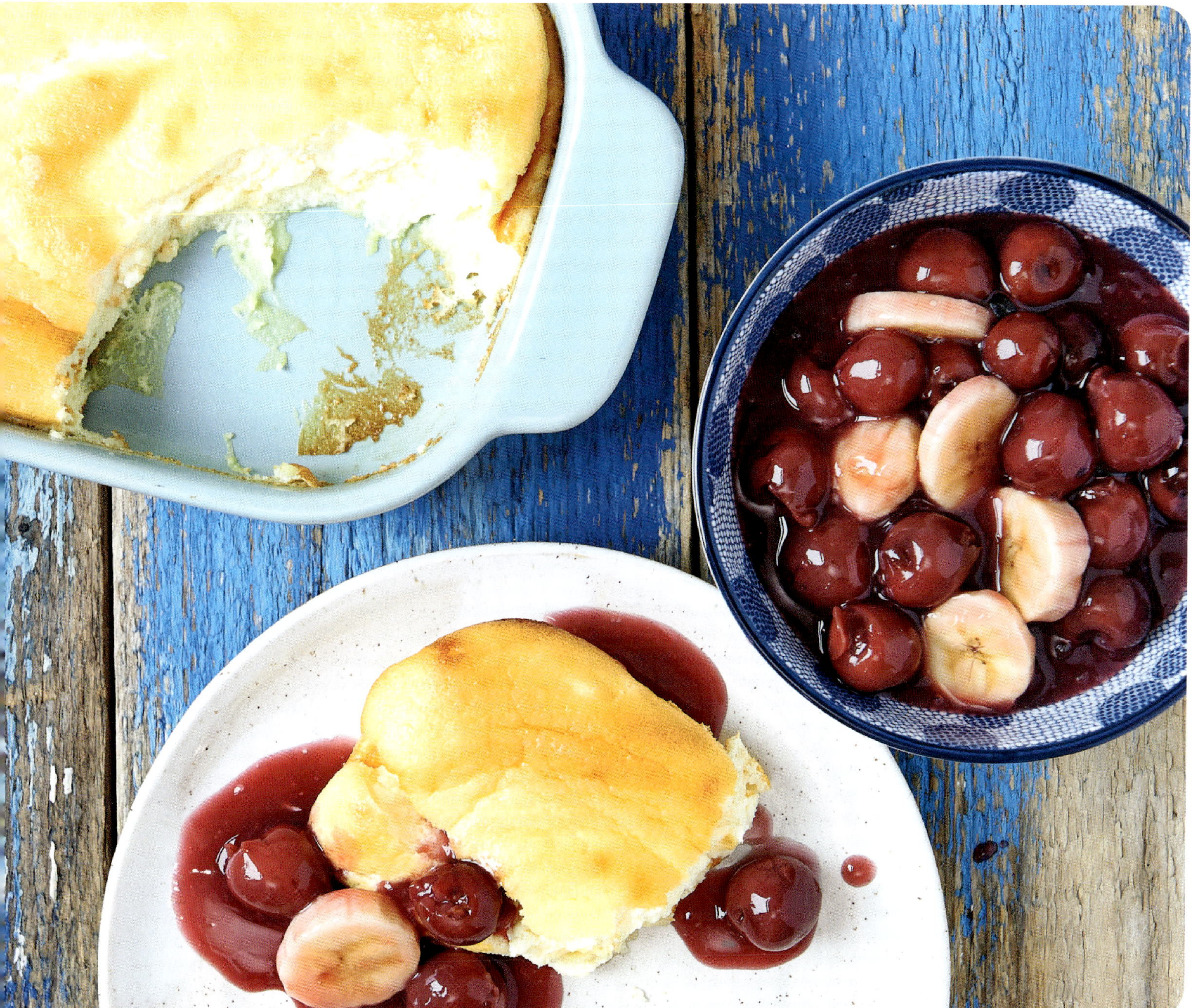

Backen

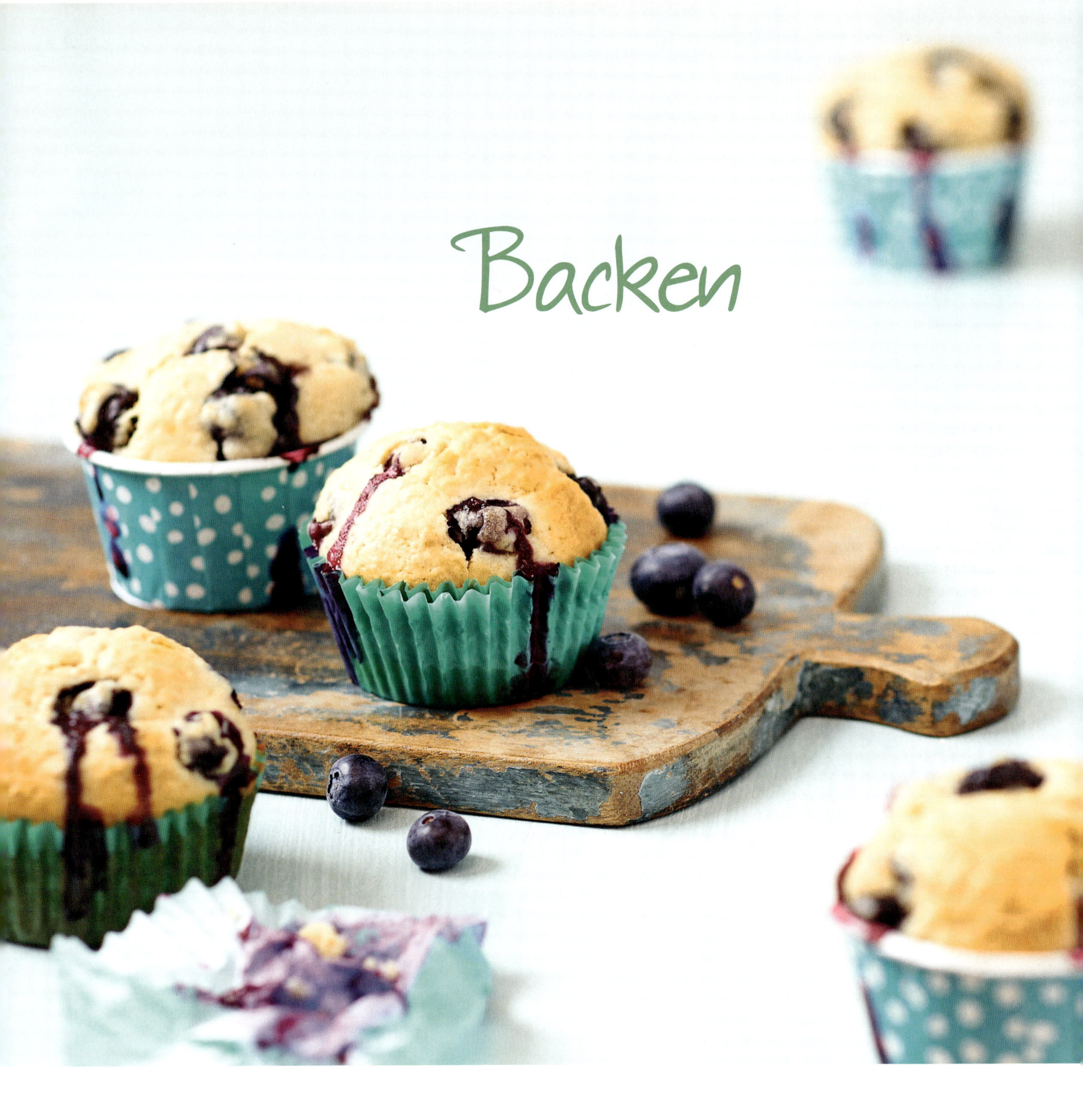

Für Haferfreunde

Heidelbeer-Hafer-Muffins

Für ca. 15 Stück • gelingt leicht
20 Min. + 25 Min. Backzeit

50 g Haferflocken, fein • 50 g Schmelzflocken • 200 ml Haferdrink (kalziumangereichert) • 2 Eier • 80 g Rohrzucker • 200 g Weizenmehl Type 550 • 2½ TL Backpulver • 60 ml Rapsöl • ½ TL Zimt • 150 g Heidelbeeren, frisch oder gefroren

- Backofen auf 170 Grad Ober-/Unterhitze vorheizen und ein Muffinblech mit Papierbackförmchen auslegen.

- Hafer- und Schmelzflocken mit dem Haferdrink verrühren und 10 Min. quellen lassen. In einer großen Schüssel die Eier aufschlagen und mit dem Zucker schaumig rühren. Mehl, Backpulver, Öl, Haferflockengemisch und Zimt untermischen.

- Zuletzt die Heidelbeeren sehr vorsichtig mit einem Teigschaber unterheben. Die Muffinformen mit zwei Esslöffeln zu je drei Vierteln mit Teig füllen und bei 170 Grad in ca. 20–25 Min. goldgelb backen.

Tipp Die Muffins können abgekühlt in zwei Hälften geteilt und mit Gelee bestrichen werden. Wer sie aber auch so mag, der spart auf jeden Fall Zucker. In schubfreien Phasen ist ein kleines Sahnehäubchen ein leckeres »i-Tüpfelchen«.

Nährwerte pro Portion
149 kcal • 21 g F • 3 g E • 6 g KH • 440 mg ω3 • 1 mg Fe

Phase 2 Akuter Schub	Phase 3 Ausklingender Schub	Phase 4 Remission

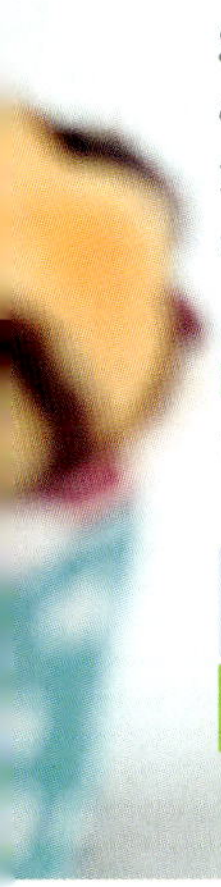

Prima Leckerli

Dinkel-Bananen-Muffins

Für 6 Stück • geht schnell
10 Min. + 25 Min. Backzeit

1 Ei • 50 g Zucker • ½ Banane • 50 g gemahlene Mandeln • 100 g Dinkelmehl Type 630 • 2 TL Backpulver • 1 Päckchen Vanillezucker • 40 ml Rapsöl

- Den Backofen auf 170 Grad Ober-/Unterhitze vorheizen. Ein Muffinblech mit 6 Papierbackförmchen auslegen. Die Banane schälen und in Stücke schneiden.

- Zucker und Ei schaumig-fest rühren. Anschließend alle weiteren Zutaten in die Rührschüssel geben und mit dem Handmixer zu einem Teig vermengen.

- Mit zwei Esslöffeln die Förmchen zu ¾ mit Teig füllen und ca. 25 Min. auf der mittleren Schiebeleiste backen.

Variante Für das Auge können die Muffins dezent mit etwas Puderzucker bestäubt werden. Wem die Muffins zu trocken sind, der kann sie halbieren und Himbeergelee dazwischenstreichen.

Nährwerte pro Portion
229 kcal • 12 g F • 5 g E • 25 g KH • 709 mg ω3 • 1 mg Fe

Phase 2 Akuter Schub	Phase 3 Ausklingender Schub	Phase 4 Remission

Leckere Kaffeezeit

Schokoladige Espressomuffins

Für 12 Stück • gelingt leicht
15 Min. + 20 Min. Backzeit

1 Ei • 90 g Zucker • 125 g weiche Butter • 150 ml Buttermilch • 130 ml starker Espresso (abgekühlt) • 100 g weiße Schokolade (in feine Stücke gehackt) • 240 g Mehl (Type 405) • 2½ TL Backpulver • 1 Päckchen Schokoladenpuddingpulver • 1 gestrichener TL Natron • 150 g weiße Kuvertüre

- Den Backofen auf 180 Grad Ober- und Unterhitze vorheizen und eine Muffinform mit Papierförmchen auslegen.

- Ei, Zucker, Butter, Buttermilch und Espresso mit den Rührbesen des Handrührgeräts cremig verquirlen. Die Schokolade unter die feuchte Masse mischen. Mehl, Backpulver und Puddingpulver hinzufügen und nur kurz unterheben. Zum Schluss Natron kurz unterrühren.

- Den Teig in die Papierförmchen geben und auf der mittleren Schiebeleiste ca. 20 Min. backen. Anschließend die Muffins nur kurz in der Form ruhen lassen, dann aus den Förmchen nehmen und auskühlen lassen. Die Kuvertüre nach Packungsanweisung schmelzen und die Oberseite der Muffins damit bestreichen.

Tipp Durch die Kuvertüre halten sich die Muffins lange feucht und können daher gut vorbereitet werden.

Nährwerte pro Stück
318 kcal • 17 g F • 4 g E • 38 g KH • 159 mg ω3 • 1 mg Fe

Phase 2 Akuter Schub	Phase 3 Ausklingender Schub	Phase 4 Remission

Für zwischendurch

Möhren-Marzipan-Muffins

Für 18 Stück • braucht etwas mehr Zeit
30 Min. + 20 Min. Backzeit

Teig: 160 g Möhren • Saft und abgeriebene Schale von 1 Zitrone • 150 g Marzipan • 1 Ei • 100 g Zucker • 1 Päckchen Vanillezucker • 120 g weiche Butter • 250 ml Buttermilch • 250 g Mehl (Type 405) • 2½ TL Backpulver • 1 gestrichener TL Natron
Streusel: 80 g Mehl (Type 405) • 50 g Zucker • 40 g weiche Butter • 50 g Marzipan, fein gewürfelt

- Den Backofen auf 180 Grad Ober- und Unterhitze vorheizen. Eine Muffinform mit Papierförmchen auslegen.

- Die Möhren schälen und mit der Küchenmaschine fein raspeln. Mit Zitronensaft übergießen. Das Marzipan fein würfeln, mit Möhren und Zitronensaft mit den Rührbesen des Handrührgeräts vermengen. Ei, Zucker, Vanillezucker, Butter und Buttermilch zugeben, durchrühren.

- Mehl, Backpulver und Zitronenabrieb zugeben und zügig miteinander vermengen. Natron zum Schluss kurz unterrühren. Die Masse in die Papierförmchen füllen.

- Für die Streusel alle Zutaten zu einer krümeligen Masse verkneten. Die Marzipanstreusel auf den Teig geben. Die Muffins auf der mittleren Schiebeleiste ca. 20 Min. goldbraun backen.

Nährwerte pro Portion
230 kcal • 10 g F • 4 g E • 31 g KH • 131 mg ω3 • 1 mg Fe

Phase 2 Akuter Schub	Phase 3 Ausklingender Schub	Phase 4 Remission

Leckerli für unterwegs

Husarenhütchen

Für 40 Kekse • braucht etwas mehr Zeit

20 Min. + 30 Min. Ruhezeit + 20 Min. Backzeit

200 g Butter • 90 g Zucker • 2 Eigelbe • Mark von 1 Vanilleschote • 280 g Mehl • 100 g Mandelsplitter • ca. 150 g Johannisbeergelee

- Die Butter mit den Rührbesen des Handrührgeräts schaumig rühren. Zucker, Eigelbe und Vanillemark dazugeben und alles schaumig rühren. Dann das Mehl und die Mandelsplitter zugeben und alles gut vermischen.

- Den Teig zu einem platten Fladen formen und im Kühlschrank für 30 Min. durchkühlen lassen. Den Backofen auf 180 Grad Umluft oder 200 Grad Ober-/Unterhitze vorheizen.

- Aus der Teigplatte eine Rolle formen, in gleichmäßige Scheiben schneiden, diese zu Kugeln formen und in jede Kugel mit einem Kochlöffelstiel eine kleine Vertiefung drücken. Auf ein mit Backpapier ausgelegtes Backblech legen.

- Das Johannisbeergelee in einem Topf oder in einem Gefäß in der Mikrowelle etwas erwärmen und mit einem Teelöffel in die Vertiefung der Hütchen füllen. Die Husarenhütchen 15–20 Min. auf der mittleren Schiebeleiste goldbraun backen. Auskühlen lassen.

Nährwerte pro Keks

96 kcal • 6 g F • 1 g E • 10 g KH • 71 mg ω3 • 0 mg Fe

Phase 2 Akuter Schub	**Phase 3** Ausklingender Schub	**Phase 4** Remission

Angenehm feucht und aromatisch

Kokosplatte mit Pfiff

Für 16 Stücke • preisgünstig

15 Min. + 40 Min. Backzeit

3 Eier • 160 g Zucker • 400 g Mehl • 1½ Päckchen Backpulver • 400 ml Vollmilch • 60 g Zucker • 150 g Kokosflocken • 2 Becher Sahne

- Den Backofen auf 180 Grad Ober- und Unterhitze vorheizen. Die Eier mit den Rührbesen des Handrührgeräts verrühren. Den Zucker einrieseln lassen. Mehl, Backpulver und Milch mit dem Teig vermengen.

- Die Fettpfanne des Backofens einfetten und mit Mehl bestäuben. Den Teig in die Fettpfanne geben gut verteilen, Teig etwas andrücken.

- Kokosflocken und Zucker miteinander vermengen und gleichmäßig auf dem Teig verteilen, insbesondere auch auf dem Rand.

- Die Kokosplatte im vorgeheizten Backofen in 30–40 Min. auf mittlerer Schiebeleiste goldgelb backen. Auf dem noch heißen Teich zwei Becher flüssige Sahne verteilen.

Variante Sollten Sie im ausklingenden Schub Probleme mit Laktose haben, können sowohl die Milch als auch die Sahne durch laktosearme Produkte ersetzt werden.

Nährwerte pro Stück

305 kcal • 16 g F • 6 g E • 35 g KH • 162 mg ω3 • 1 mg Fe

Phase 2 Akuter Schub	**Phase 3** Ausklingender Schub	**Phase 4** Remission

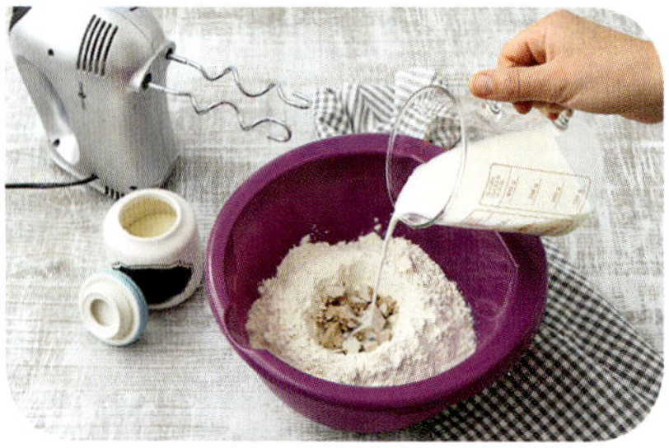

Mehl in eine Rührschüssel füllen und eine Mulde formen. Hefe zerbröckeln, mit Zucker und lauwarmer Flüssigkeit hinzugeben.

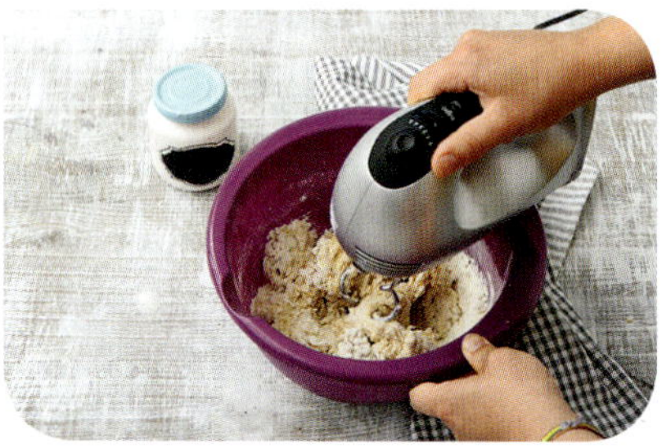

Rühren, bis die Hefe sich auflöst. Zerlassenes, zimmerwarmes Fett und Salz an den Rand geben.

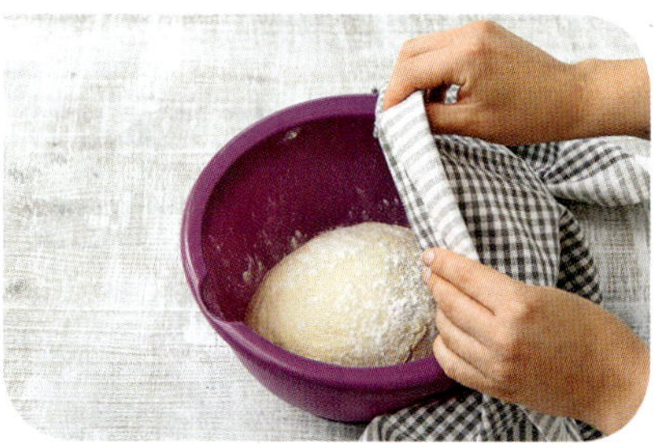

Teig kräftig durchkneten, dann zu einer Kugel formen und die Schüssel mit einem feuchten Tuch abdecken.

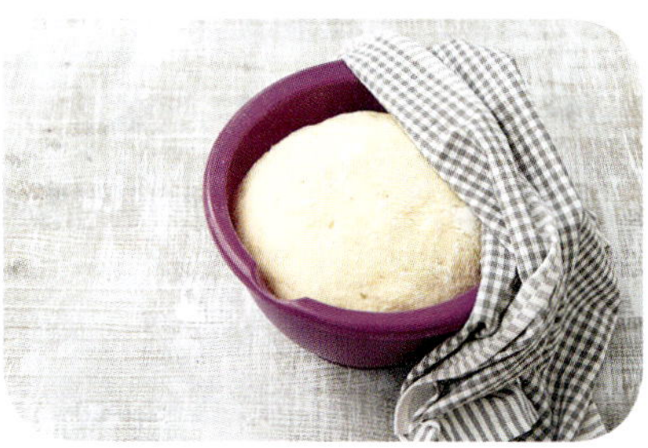

Hefeteig mag keine Zugluft. Deshalb den Teig geschützt an einem warmen Ort gehen lassen, bis er sein Volumen verdoppelt hat.

Lässt sich gut einfrieren

Fruchtiger Flammkuchen

Für 12 Stücke • braucht etwas mehr Zeit

20 Min. + 1 Std. Ruhezeit + 12 Min. Backzeit

150 g Mehl • 1 Prise Salz • 10 g Frischhefe (1/4 Würfel) • 1 EL Zucker • 100 ml Vollmilch, leicht erwärmt (1 Min. bei 600 W in der Mikrowelle) • 150 g Himbeeren • 100 g Heidelbeeren • 100 g Pfirsiche • 200 g Schmand • 3 EL Zucker • Puderzucker zum Bestäuben • 50 g Mandelblätter

- Mehl und Salz in eine Rührschüssel geben, Hefe darauf bröckeln, mit Zucker bestreuen und mit der lauwarmen Milch verrühren. Mindestens 30 Min. zugedeckt stehen lassen. Wenn der Teig gut aufgegangen ist, noch einmal kurz durchrühren, kurz entspannen lassen und auf einem bemehlten Backblech mit nassen Händen zu einem Kreis ausformen und nochmals ca. 30 Min. aufgehen lassen.

- Obst verlesen und waschen. Den Backofen auf 225 Grad (Umluft) vorheizen. Schmand mit 2 EL Zucker cremig rühren und dünn auf dem Hefeboden verteilen.

- Die Pfirsiche waschen, halbieren, entkernen, in kleine Würfel schneiden und mit dem übrigen Obst gleichmäßig auf dem Boden verteilen. Mit Puderzucker bestäuben. Abschließend die Mandelblätter auf dem Boden verteilen. Den Flammkuchen im vorgeheizten Backofen auf der mittleren Schiebeleiste in 12 Min. goldbraun backen.

Nährwerte pro Stück

150 kcal • 8 g F • 3 g E • 16 g KH • 99 mg ω3 • 1 mg Fe

Phase 2 Akuter Schub	**Phase 3** Ausklingender Schub	**Phase 4** Remission

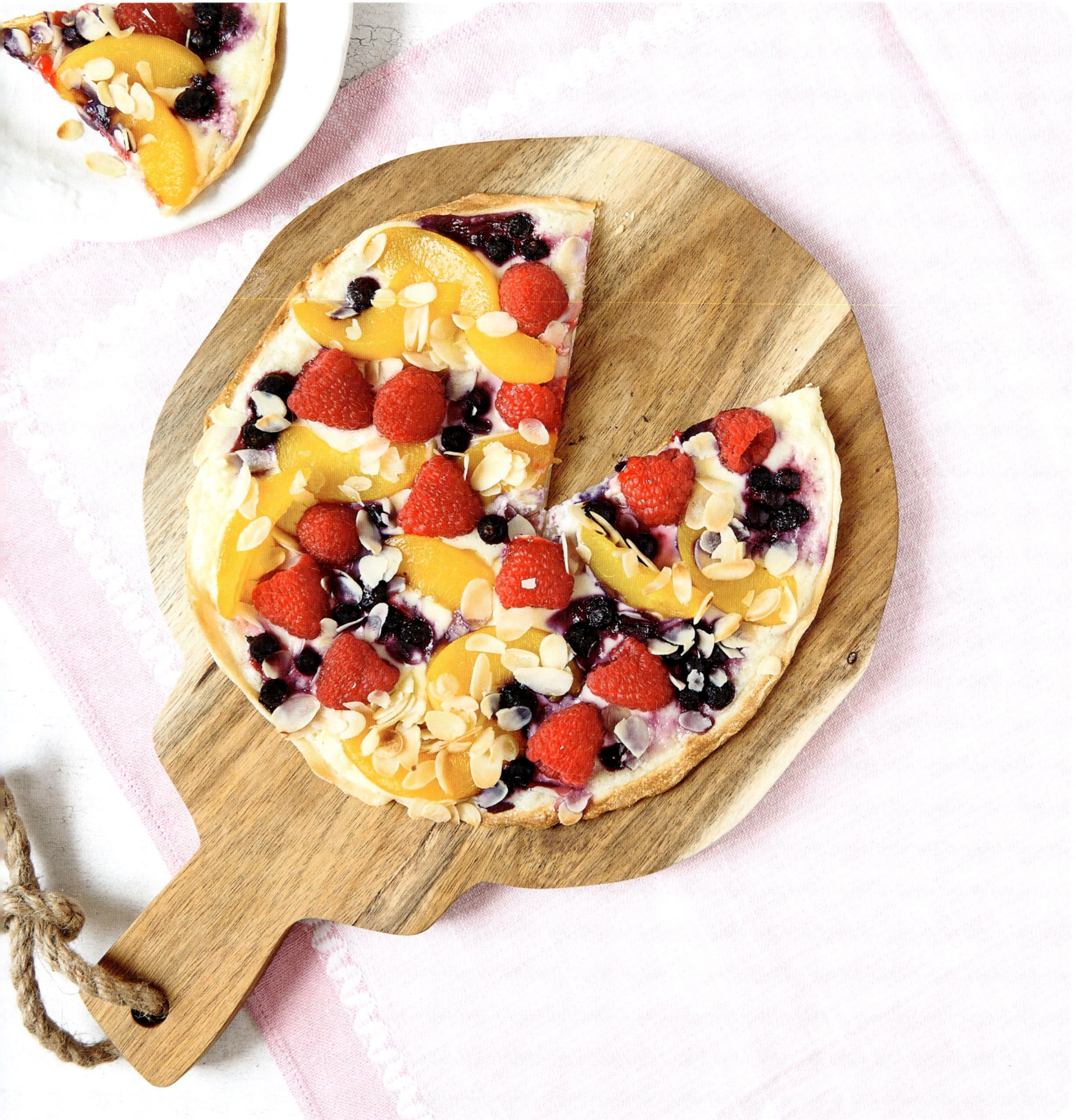

Eine gute Portion Eiweiß

Käsekuchen

Für 16 Stücke • braucht etwas mehr Zeit
30 Min. + 55 Min. Garzeit

250 g Mehl • 275 g Butter • 180 g Zucker • 5 Eier • 2 EL Milch • 750 g Speisequark • 6 EL Grieß (fein) • Schale von 1 abgeriebenen Zitrone • Mark von 1 Vanilleschote • 1 Päckchen Backpulver

- Den Backofen auf 175 Grad Ober- und Unterhitze vorheizen.

- Das Mehl mit 125 g weicher Butter mit den Knethaken des Handrührgeräts in einer Rührschüssel mischen. 60 g Zucker, 1 Ei und die Milch dazugeben. Alle Zutaten zu einem geschmeidigen Teig verkneten. Zu einer flachen Platte formen und abgedeckt kühl stellen.

- Für den Belag 150 g Butter mit den Rührbesen des Handrührgeräts schaumig rühren, den Quark, 120 g Zucker und vier Eier nacheinander dazugeben und miteinander verrühren. Grieß, Zitronenschale, Vanillemark und Backpulver unter die Quarkmasse rühren.

- Den gekühlten Mürbeteig auf einer bemehlten Arbeitsfläche ausrollen (Ø 30 cm), in eine nicht gefettete Springform geben. Dabei einen kleinen Rand hochziehen. Die Quarkmasse auf den Teig geben. Bei 175 Grad auf der mittleren Schiebeleiste in ca. 55 Min. goldbraun backen.

Nährwerte pro Stück
307 kcal • 17 g F • 11 g E • 28 g KH • 279 mg ω3 • 1 mg Fe

Phase 2 Akuter Schub	Phase 3 Ausklingender Schub	Phase 4 Remission

Das etwas andere Brot

Lakritzbrot

Für 16 Scheiben • gut vorzubereiten
20 Min. + 1 Std. Teigruhe + 50 Min. Backzeit

500 g Dinkelmehl • 30 g Honig oder Reissirup • 10 g Anis (gemahlen) • 1 TL Salz • 1 Würfel Frischhefe (alternativ 2 Tüten Trockenhefe) • 130 ml Haferdrink natur (lauwarm) • 50 g Butterflöckchen • 2 Eier

- In einer Rührschüssel das Mehl, Honig, Anis und Salz vermengen. Die Hefe auf die Mehlmischung bröseln.

- Mit den Knethaken des Handrührgeräts den lauwarmen Haferdrink unter die Masse rühren. Butterflöckchen und Eier gleichmäßig verrühren.

- Den Teig an einem warmen Ort ca. 40 Min. abgedeckt gehen lassen. Ein Backblech mit Backpapier belegen.

- Wenn der Teig gut aufgegangen ist und ein wolliges Aussehen unter der Oberfläche zeigt, noch einmal mit den Knethaken des Handrührgeräts durchkneten.

- Den Teig zu einem länglichen Laib formen und mittig auf das Backpapier setzen. Mit einem Messer Rauten in die Oberfläche ritzen. Nochmals ca. 30 Min. gehen lassen. Den Backofen auf 175 Grad Ober- und Unterhitze aufheizen. Das Lakritzbrot auf der mittleren Schiebeleiste ca. 45–50 Min. backen.

Nährwerte pro Portion
154 kcal • 4 g F • 5 g E • 24 g KH • 84 mg ω3 • 2 mg Fe

Phase 2 Akuter Schub	Phase 3 Ausklingender Schub	Phase 4 Remission

» Käsekuchen

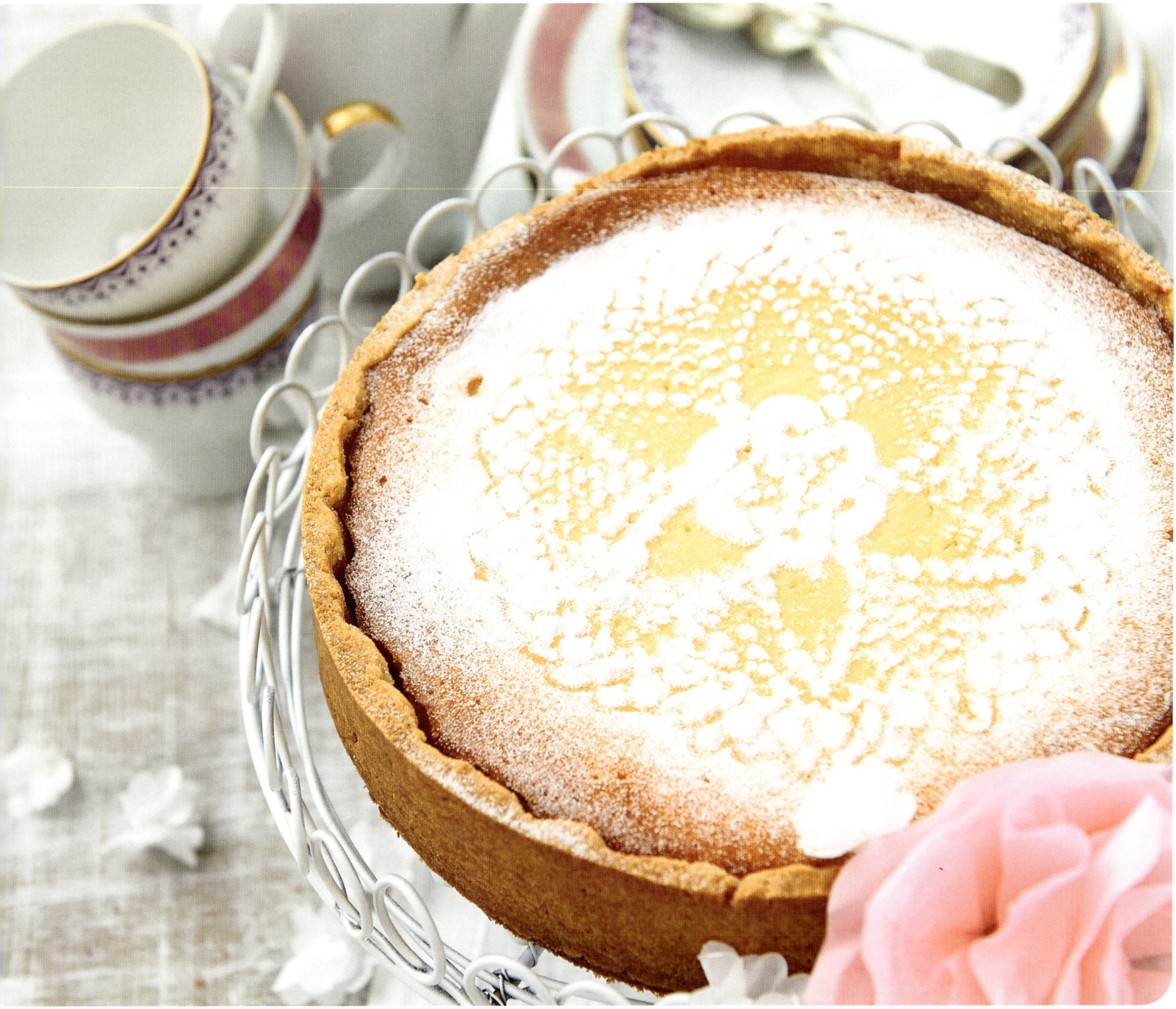

Adressen, die helfen

Selbsthilfeorganisationen

Deutsche Morbus Crohn/ Colitis ulcerosa Vereinigung DCCV e. V.
Inselstraße 1
10179 Berlin
Telefon: 030/2 000 392-0
Fax: 030/2 000 392-87
E-Mail: info@dccv.de
Homepage: www.dccv.de

CED-Hilfe e. V. Hamburg
Brauhausstieg 15–17
22041 Hamburg
Telefon: 040/6 32 37 40
Fax: 040/63 70 89 94
E-Mail: ced-hilfe@t-online.de
Homepage: www.ced-hilfe.de

Deutsche ILCO e. V.
Thomas-Mann-Straße 40
53111 Bonn
Telefon: 0228/33 88 94-50
Fax: 0228/33 88 94-75
E-Mail: info@ilco.de
Homepage: www.ilco.de

CED im Internet

www.ced-hamburg.de
Die Website wird von Georg Tecker betrieben. Der psychologische Psychotherapeut ist selbst CED-Patient und bietet in regelmäßigen Abständen Informationsabende zu Morbus Crohn und Colitis ulcerosa an. Die Teilnahme an den Abenden ist kostenlos, eine Anmeldung aber erwünscht.

Orchideenweg 4
49401 Damme
Telefon: 0 54 91/2097
Fax: 0 54 91/99 61 56
E-Mail: g.tecker@asklepios.com

www.ced-hospital.de
Website von Prof. Dr. med. Andreas Raedler. Mit Hintergrundinformationen zu CED.

www.kompetenznetz-ced.de
Das Kompetenznetz ist ein Verbund von Wissenschaftler/-innen, niedergelassenen Ärzt(inn)en, Fachkliniken, universitären Instituten und der Wirtschaft und bündelt alle aktuellen wissenschaftlichen Informationen zum Krankheitsbild.

www.ced-ratgeber.de
Private Website als Ratgeber für Betroffene und Interessierte.

www.colitis-crohn-portal.de
Das Colitis-Crohn-Portal wurde von einer Gruppe Betroffener erstellt und dient dem Austausch.

Adressen von Ernährungsfachkräften, die Ihnen weiterhelfen

Da der Begriff Ernährungsberater bzw. Ernährungsberaterin nicht geschützt ist, empfehlen wir Ihnen bei der Suche nach erfahrenen Kolleginnen und Kollegen folgende Adressen zu nutzen. Sie finden hier zertifizierte Fachleute, deren ernährungstherapeutische Beratungen von vielen Krankenkassen bezuschusst und/oder voll übernommen werden.

www.ak-dida.de
Hier finden Sie eine Adressenliste der Mitglieder des Arbeitskreises allergologisch tätiger Ernährungsfachkräfte e. V. (Ak-dida), die sich verpflichtet haben, nach festgelegten Qualitätskriterien und wissenschaftlichen Maßstäben zu arbeiten.

www.daab.de
Der deutsche Allergie- und Asthmabund fördert, kontrolliert und unterhält ein Netzwerk von selbstständigen Ernährungstherapeuten, die sich auf die Therapie von Nahrungsmittelunverträglichkeiten und gastrointestinalen Symptomen spezialisiert haben. Hier finden Betroffene kundige Ernährungstherapeuten, die sich u.a. auch auf CED spezialisiert haben.

Ansprechpartner: sl@daab.de oder mo@daab.de

www.vdoe.de
Berufsverband der Oecotrophologen.

Hier finden Sie im Expertenpool Adressen mit einer Selbstauskunft von Kolleginnen, die sich auf die Beratung und Therapie von gastroenterologischen Erkrankungen spezialisiert haben.

Anbieter von Trink- und Sondennahrung

Abbott Nutrition GmbH & Co. KG, Bereich Enterale Ernährung
Abteilung ANI
Postfach 2103
65011 Wiesbaden
Telefon: 06122/58-0
Fax: 06122/581641

GHD nutrition GmbH
Albert-Einstein-Straße 1
40699 Erkrath
Beratung:
Telefon: 0800/5811770
(Mo–Fr 7.30–17.00)
Fax: 0800/5813160
E-Mail: info@ghdnutrition.de
Homepage: www.abbott-enterale-ernaehrung.de

B. Braun Melsungen AG, Bereich Enterale Ernährung
Carl-Braun-Straße 1
34212 Melsungen
Telefon: 05661/71-0
Fax: 05661/71-4567
E-Mail: info@bbraun.com
Homepage: www.bbraun.de

Fresenius Kabi Deutschland GmbH
Marktbereich Enterale Ernährung
Else-Kröner-Straße 1
61352 Bad Homburg v.d. Höhe
Telefon: 06172/6868200
Fax: 06172/6868239
E-Mail: kundenberatung@enterale-ernaehrung.de
Homepage: www.enterale-ernaehrung.de

MetaX
metaX Institut für Diätetik GmbH
Am Straßbach 5
61169 Friedberg (Hessen)
Telefon: 06031/16672-70 oder 008000/9963829
Fax: 06031/1667250
www.metax.org

Nestlé Nutrition GmbH
Lyoner Straße 23
60523 Frankfurt am Main
Telefon: 0800/2344944
Fax: 069/6671-4728
E-Mail: info@nutrinews.de
Homepage: www.nestlehealthscience.de/gesundheitsmanagement

Nutricia GmbH
Bereich Enterale Ernährung
Allee am Röthelheimpark 11
91052 Erlangen
Telefon: 09131/7782-0
Fax: 09131/778210
E-Mail: information@nutricia.com
Homepage: www.nutricia.de

Informationen zu MCT-Fetten

Dr. Schär Deutschland GmbH
Simmerweg 12
35085 Ebsdorfergrund
Telefon: 06424/3030
Fax: 06424/303105
E-Mail: minfo@ceres-mct.com
Homepage: www.ceres-mct.com/de

Rezept- und Zutatenverzeichnis

Sachverzeichnis

Bibliografische Information der Deutschen Nationalbibliothek
Die Deutsche Nationalbibliothek verzeichnet diese Publikation in der Deutschen Nationalbibliografie; detaillierte bibliografische Daten sind im Internet über http://dnb.d-nb.de abrufbar.

Programmplanung: Uta Spieldiener
Redaktion: Anja Fleischhauer, Stuttgart
Bildredaktion: Christoph Frick, Nadja Giesbrecht

Umschlagfoto: Chris Meier, Stuttgart
Umschlaggestaltung: Dominique Loenicker, Stuttgart

Fotos im Innenteil: Stefanie Bütow, Hamburg
Foodstyling: Jenny Susanti
People-Fotos: Holger Münch, Stuttgart

3. vollständig aktualisierte Auflage 2017

1.–2. Auflage TRIAS Verlag in MVS Medizinverlage Stuttgart GmbH & Co. KG
Oswald-Hesse-Straße 50, 70469 Stuttgart

Printed in Germany

Satz und Repro: Ziegler und Müller, Kirchentellinsfurt
gesetzt in: APP/3B2, Version 9.1 Unicode
Druck: AZ Druck und Datentechnik GmbH, Kempten

Gedruckt auf chlorfrei gebleichtem Papier

ISBN 978-3-432-10200-9

Auch erhältlich als E-Book:
eISBN (ePUB) 978-3-432-10202-3

Wichtiger Hinweis: Wie jede Wissenschaft ist die Medizin ständigen Entwicklungen unterworfen. Forschung und klinische Erfahrung erweitern unsere Erkenntnisse. Ganz besonders gilt das für die Behandlung und die medikamentöse Therapie. Bei allen in diesem Werk erwähnten Dosierungen oder Applikationen, bei Rezepten und Übungsanleitungen, bei Empfehlungen und Tipps dürfen Sie darauf vertrauen: Autoren, Herausgeber und Verlag haben große Sorgfalt darauf verwandt, dass diese Angabe dem Wissensstand bei Fertigstellung des Werkes entsprechen. Rezepte werden gekocht und ausprobiert. Übungen und Übungsreihen haben sich in der Praxis erfolgreich bewährt.

Eine Garantie kann jedoch nicht übernommen werden. Eine Haftung des Autors, des Verlags oder seiner Beauftragten für Personen-, Sach- oder Vermögensschäden ist ausgeschlossen.

Geschützte Warennamen (Warenzeichen) werden **nicht** besonders kenntlich gemacht. Aus dem Fehlen eines solchen Hinweises kann also nicht geschlossen werden, dass es sich um einen freien Warennamen handelt.

Die abgebildeten Personen haben in keiner Weise etwas mit der Krankheit zu tun.

1 2 3 4 5 6

Liebe Leserin, lieber Leser,

hat Ihnen dieses Buch weitergeholfen? Für Anregungen, Kritik, aber auch für Lob sind wir offen. So können wir in Zukunft noch besser auf Ihre Wünsche eingehen.

Schreiben Sie uns, denn Ihre Meinung zählt!

Ihr TRIAS Verlag

E-Mail-Leserservice:
kundenservice@trias-verlag.de

Adresse:
Lektorat TRIAS Verlag
Postfach 30 05 04
70445 Stuttgart
Fax: 0711-89 31-748

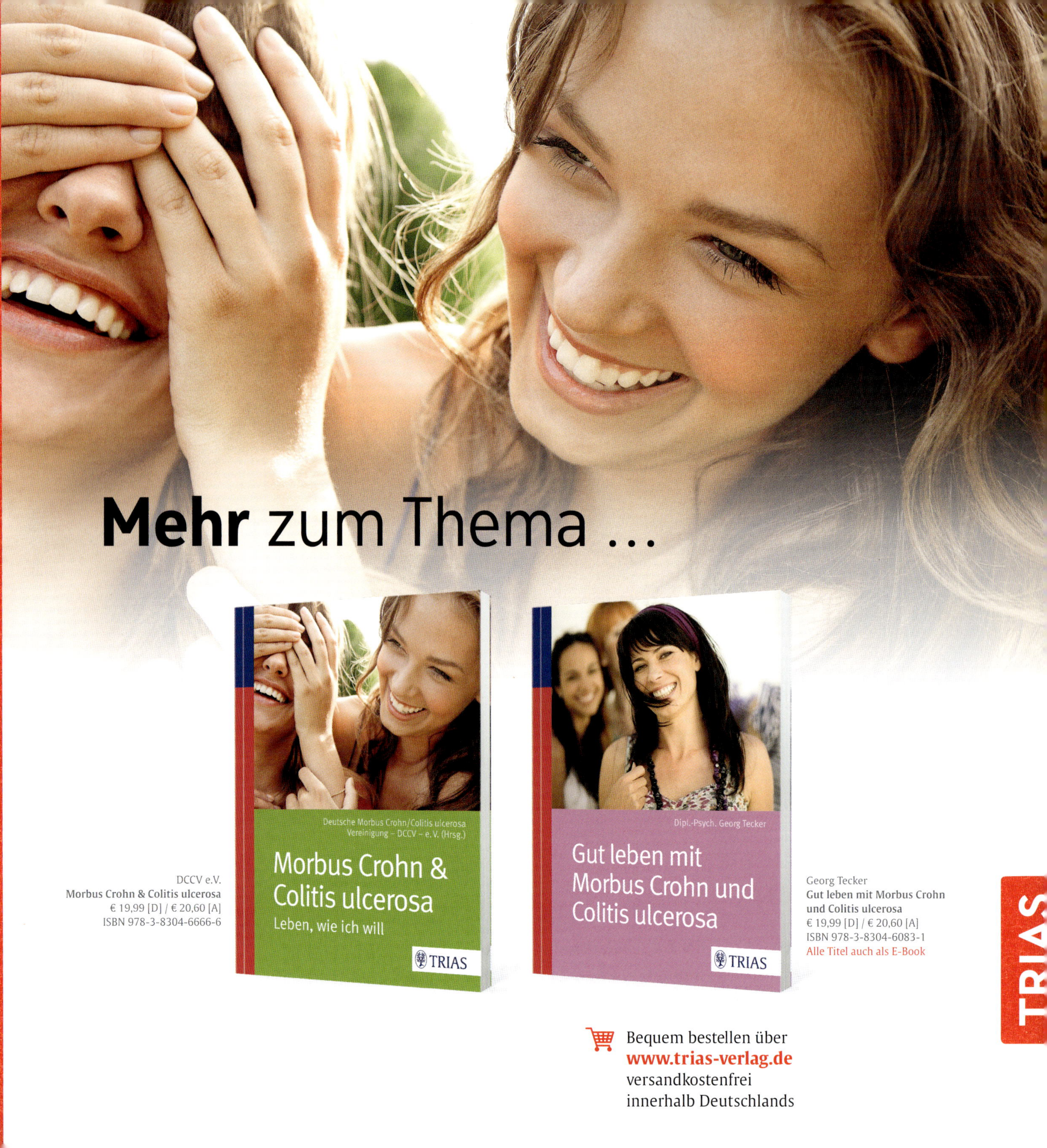

Mehr zum Thema ...
Deutsche Morbus Crohn/Colitis ulcerosa Vereinigung – DCCV – e. V. (Hrsg.)
Morbus Crohn & Colitis ulcerosa
Leben, wie ich will
TRIAS
Dipl.-Psych. Georg Tecker
Gut leben mit Morbus Crohn und Colitis ulcerosa
TRIAS
DCCV e.V.
Morbus Crohn & Colitis ulcerosa
€ 19,99 [D] / € 20,60 [A]
ISBN 978-3-8304-6666-6
Georg Tecker
Gut leben mit Morbus Crohn und Colitis ulcerosa
€ 19,99 [D] / € 20,60 [A]
ISBN 978-3-8304-6083-1
Alle Titel auch als E-Book
Bequem bestellen über
www.trias-verlag.de
versandkostenfrei
innerhalb Deutschlands
TRIAS